中西医结合眼科学
课程思政案例集

彭清华 李文娟 谭涵宇 | 主编

化学工业出版社
·北京·

内容简介

本书编写立足于《教育强国建设规划纲要（2024—2035年）》和《高等学校课程思政建设指导纲要》关于新时代立德树人工程及课程思政的要求，着眼于中西医临床医学专业学生社会主义核心价值观的培育和医德医风等职业素养的培养。全书分四部分，包括眼科发展史、眼科人物、眼科临床病例和医患关系。眼科发展史部分主要包含制度优势、政治认同、家国情怀、文化自信等思政映射点；眼科人物部分主要反映家国情怀、科学精神、奉献精神和医者精神等；眼科临床病例主要培养中西医眼科临床思维能力；医患关系部分主要强调法治意识、医德医风、医学伦理、医学人文以及医学叙事能力。本书适用于高等院校中西医临床医学、中医学和临床医学专业学生阅读参考。

图书在版编目（CIP）数据

中西医结合眼科学课程思政案例集 / 彭清华，李文娟，谭涵宇主编. -- 北京 : 化学工业出版社，2025. 11. -- ISBN 978-7-122-49161-9

Ⅰ. R77；G641

中国国家版本馆CIP数据核字第2025YU8087号

责任编辑：陈燕杰　　文字编辑：张晓锦
责任校对：田睿涵　　装帧设计：史利平

出版发行：化学工业出版社
（北京市东城区青年湖南街13号　邮政编码100011）
印　　装：三河市航远印刷有限公司
710mm×1000mm　1/16　印张10¾　字数184千字
2026年2月北京第1版第1次印刷

购书咨询：010-64518888　　售后服务：010-64518899
网　　址：http://www.cip.com.cn
凡购买本书，如有缺损质量问题，本社销售中心负责调换。

定　　价：79.00元

前言

Preface

2022 年 10 月 16 日，党的二十大隆重开幕。此次大会报告为教育设置了“实施科教兴国战略，强化现代化建设人才支撑”专章，对教育事业做出重大战略部署，明确指出要坚持科技是第一生产力、人才是第一资源、创新是第一动力，深入实施科教兴国战略、人才强国战略、创新驱动发展战略，开辟发展新领域新赛道，不断塑造发展新动能新优势。从党的十八大到党的二十大，习近平总书记一直强调，加快建设教育强国、科技强国、人才强国，培养造就大批德才兼备的高素质人才。2025 年 1 月 19 日，中共中央、国务院印发了《教育强国建设规划纲要（2024—2035 年）》，指出实施新时代立德树人工程，坚持思政课建设与党的创新理论武装同步推进，加快构建以习近平新时代中国特色社会主义思想为核心内容的课程教材体系，把学校思想政治教育贯穿各学科体系、教学体系、教材体系、管理体系，融入思想道德、文化知识、社会实践教育，确保广大学生始终忠于党、忠于国家、忠于人民、忠于社会主义，坚定马克思主义信仰、中国特色社会主义信念、中华民族伟大复兴信心。

医学高等教育是培养未来医学人才的关键环节，作为医学高等教育的奠基阶段，本科教育重点为帮助学生树立职业目标，涵养学生的职业素养，全面构建系统化的知识体系，完成从理论认知到临床实践的过渡。2020 年 5 月，教育部印发的《高等学校课程思政建设指导纲要》要求：医学课程教学需注重加强医德医风教育，着力培养学生“敬佑生命、救死扶伤、甘于奉献、大爱无疆”的医者精神，注重加强医者仁心教育，在培养精湛医术的同时，教育引导学生始终把人民群众的生命安全和身体健康放在首位，帮助学生树立正确的世界观、人生观、价值观。好的医学人才不仅要在医学技术上精湛，更重要的是医者仁心、品德高尚。作为医学人才培养重要途径的专业课程，融入思政教育尤为重要，且是必然趋势。

本书分为眼科发展史、眼科人物、眼科临床病例和医患关系四个部分。其中，眼科发展史部分主要包含制度优势、政治认同、家国情怀、文化自信等思政元素，眼科人物部分主要反映家国情怀、科学精神、奉献精神和医者精神等，眼科临床病例主要培养中西医眼科临床思维能力，医患关系部分主要强调法治意识、医德医风、医学伦理、医学人文以及医学叙事能力。

我们希望本书的出版能够为临床医学教师提供一份实用的教学参考，帮助他们在日常教学中更好地开展课程思政工作，将立德树人与专业知识教学有机融合，使每一堂课都成为学生思想启迪与人格塑造的契机。同时，也期待本书能够成为医学生的良师益友，引导他们在学习专业知识的过程中，不断思考医学的价值与意义，培养高尚的职业道德与人文素养，为未来成为一名合格的医者奠定坚实的基础。

本书力求科学性、权威性与可读性，虽经反复查核资料和修改，但由于作者知识和能力水平有限，不足之处在所难免，恳请海内外专家和医学生们批评指正，以便重印或再版时进一步补充、修改和完善。

湖南中医药大学　彭清华

目录

contents

第四章

医患关系

139

第一章

眼科发展史

眼科学的发展经历了漫长的历史，从古代的简单治疗方法到现代的高科技手段，中西方眼科学的发展取得了巨大的进步，每一个时期的成长都推动着人类医学水平的不断提升。眼科发展史的案例不仅能帮助学生深入了解中外眼科学的发展历程，还蕴含着丰富的课程思政元素，如制度优势、政治认同、家国情怀、文化自信等。本章节共包含 12 个案例，包括青光眼发展史、盲文的发明等内容。它们都体现了中国和西方眼科学史上的重大事件。在将课程思政与专业教学相融合的过程中，用历史的伟大成就激励学生，用历史的成功经验启迪学生，用历史的失败教训警示学生，切实增强课程思政教育的可信度、说服力和感染力，进一步引导青年医学生拓宽历史视野、培养家国情怀、筑牢理想信念，并将个人发展与国家、民族以及全人类的命运联系起来，努力学习，勇于拼搏，积极投身于人类健康事业的发展，推动人类医学事业脚步的不断前进。

1.

共同呵护好孩子的眼睛，让他们拥有一个光明的未来

结合教学内容 屈光不正（近视）。

案例教学目标

根据近年的调查结果，我国儿童及青少年近视患病率极高，青少年近视防控已成为眼科临床工作者的工作重点之一。对于中医学和中西医临床医学专业学生而言，近视的防控问题至关重要。另外，从中医传统文化切入，充分发挥中医眼科学在课程思政教育方面的独特优势，将课程思政理念融入中西医结合眼科学课程教学，有助于激发学生的学习兴趣和文化自信，提升学生的社会责任感和使命感。

案例内容

国家疾病预防控制局数据显示，2022 年我国儿童青少年总体近视率达 51.9%，其中小学生近视率为 36.7%，初中阶段飙升至 71.4%，高中阶段更是高达 81.2%。近视防控是一个世界难题，而我国作为近视大国，儿童青少年近视的防控已经上升到了国家战略的高度。我国青少年视力健康一直牵动着习近平总书记的心。2018 年 8 月，习近平总书记强调，全社会都要行动起来，共同呵护好孩子的眼睛，让他们拥有一个光明的未来。为贯彻落实习近平总书记重要指示精神，教育部联合国家卫生健康委等有关部门研究制定了《综合防控儿童青少年近视实施方案》，并向相关部门和社会广泛征求意见。教育部等五部门自 2018 年起多次发文，系统深入贯彻习近平总书记关于儿童青少年近视防控的重要指示精神。近视防控上升为国家战略，将综合防控目标定为全国儿童青少年总体近视率每年降低 0.5% 以上。在 2023 年发布的《2023 年全国综合防控儿童青少年近视重点工作计划》中指出，要指导有序开展青少年近视中医药干预活动，要持续做好中医药防控儿童青少年近视科普工作。

参考素材

中国政府网：教育部等八部门关于印发《综合防控儿童青少年近视实施方案》的通知。

中国政府网：教育部办公厅关于印发《2023 年全国综合防控儿童青少年近视重点工作计划》的通知。

思政切入点

1. 家国情怀

儿童青少年是祖国的未来和民族的希望，中国儿童青少年近视率居高不下、不断攀升，近视低龄化、重度化日益严重，已成为一个关系国家和民族未来的大问题。作为祖国青少年的一分子，我们首先应从自身做起，爱眼护眼，因为个人成长与祖国发展是休戚与共、命运相连的。

2. 职业担当

作为医学生，应该为健康中国贡献自己的一份力量，承担一份责任，为解决国家和民族的健康问题而努力奋斗。医学生在成长过程中，要将个人成长与祖国发展相融相合，将自己成长的方向同祖国发展的需求结合起来，如此既能够获得个人的成长成才，也能够推动祖国健康事业的不断发展。

2. 爱眼护眼，享受光明——全国爱眼日

结合教学内容 防盲治盲。

案例教学目标

眼是重要的身体器官，许多眼科疾病都有致盲风险。爱眼，已经是一个刻不容缓的课题。1996 年，国家卫生部、教育部、共青团中央、中国残联等 12 个部委联合发出通知，将爱眼日活动列为国家节日之一，并确定每年 6 月 6 日为“全国爱眼日”。本案例通过介绍全国爱眼日，呼吁学生们关注自身眼健康，同时，作为一名医学生，更应学习好眼科疾病和防盲治盲的知识要点，将来在临床工作中为健康中国贡献自己的力量。

案例内容

1992 年 9 月 25 日，天津医科大学眼科教授王延华与流行病学教授耿贯一首次向全国倡议，在国内设立爱眼日，这一倡议受到眼科学界和眼科专家们的积极响应，并决定将每年 5 月 5 日设为“全国爱眼日”，并在天津召开了全国爱眼日第一次研讨会。1993 年 5 月 5 日，天津首次举办爱眼日宣传活动。受此影响，从 1994 年开始，北京、上海、广州等国内大中城市相继在 5 月 5 日举办义诊咨询活动，同时宣传爱眼日的意义。1996 年，国家卫生部、教育部、共青团中央、中国残联等 12 个部委联合发出通知，将爱眼日活动列为国家节日之一，并重新确定每年 6 月 6 日为“全国爱眼日”。

1996 年 6 月 6 日，首个“全国爱眼日”，主题为“保护儿童和青少年视力”。

1997 年 6 月 6 日，第 2 个“全国爱眼日”，主题为“老年人眼保健”。

1998 年 6 月 6 日，第 3 个“全国爱眼日”，主题为“预防眼外伤”。

1999 年 6 月 6 日，第 4 个“全国爱眼日”，主题为“保护老年人视力，提高生活质量”。

2000 年 6 月 6 日，第 5 个“全国爱眼日”，主题为“动员起来，让白内障盲人重见光明”。

2001 年 6 月 6 日，第 6 个“全国爱眼日”，主题为“早期干预，减少可避免的儿童盲症”。

2002 年 6 月 6 日，第 7 个“全国爱眼日”，主题为“关爱老年人的眼睛，享有看见的权利”。

2003 年 6 月 6 日，第 8 个“全国爱眼日”，主题为“爱护眼睛，为消除可避免盲而努力”。

2004 年 6 月 6 日，第 9 个“全国爱眼日”，主题为“防治屈光不正及低视力，提高儿童和青少年眼保健水平”。

2005 年 6 月 6 日，第 10 个“全国爱眼日”，主题为“预防近视，珍爱光明”。

2006 年 6 月 6 日，第 11 个“全国爱眼日”，主题为“防盲治盲，共同参与”。

2007 年 6 月 6 日，第 12 个“全国爱眼日”，主题为“防盲进社区，关注眼健康”。

2008 年 6 月 6 日，第 13 个“全国爱眼日”，主题为“明亮眼睛迎奥运”。

2009 年 6 月 6 日，第 14 个“全国爱眼日”，主题为“关注青少年眼健康”。

2010 年 6 月 6 日，第 15 个“全国爱眼日”，主题为“关注贫困人口眼健康，百万工程送光明”。

2011 年 6 月 6 日，第 16 个“全国爱眼日”，主题为“关爱低视力患者，提高康复质量”。

2012 年 6 月 6 日，第 17 个“全国爱眼日”，主题为“情系白内障患者共享和谐新视界”。

2013 年 6 月 6 日，第 18 个“全国爱眼日”，主题为“汇聚中国梦，2016 年前消灭致盲性沙眼”。

2014 年 6 月 6 日，第 19 个“全国爱眼日”，主题为“关注眼健康，预防糖尿病致盲”。

2015 年 6 月 6 日，第 20 个“全国爱眼日”，主题为“告别沙眼盲，关注眼健康”。

2016 年 6 月 6 日，第 21 个“全国爱眼日”，主题为“呵护眼睛，从小做起”。

2017 年 6 月 6 日，第 22 个“全国爱眼日”，主题为“‘目’浴阳光，预防近视”。

2018年6月6日，第23个“全国爱眼日”。主题为“科学防控近视，关爱孩子眼健康”。

2019年6月6日，第24个“全国爱眼日”，主题是“共同呵护好孩子的眼健康，让他们拥有一个光明的未来”。

2020年6月6日，第25个“全国爱眼日”，主题是“视觉2020，关注普遍的眼健康”，宣传重点及口号有6个，分别为“合理用眼，关注孩子眼健康”“科学防控近视，拥有光明未来”“眼底一张照，眼病早知道”“关爱白内障患者，共享清晰视界”“控血糖、查眼底，预防糖尿病致盲”“重视低视力康复，提高视觉质量”。

2021年6月6日，第26个“全国爱眼日”，主题为“关注普遍的眼健康”。

2022年6月6日，第27个“全国爱眼日”，主题为“关注普遍眼健康，共筑‘睛’彩大健康”。

2023年6月6日，第28个“全国爱眼日”，主题是“关注普遍的眼健康”。

2024年6月6日，第29个“全国爱眼日”，主题为“关注普遍的眼健康”。

2025年6月6日，第30个“全国爱眼日”，主题为“关注普遍的眼健康”。

参考素材

中华人民共和国国家卫生健康委员会官网。

思政切入点

1. 家国情怀

许多眼科疾病（如青光眼、白内障、角膜病、近视、糖尿病视网膜病变等），若未能积极防控或得到及时有效的治疗，将最终导致失明。低视力与盲虽不直接危及生命，但会严重影响患者的生活质量，也会给社会和家庭带来沉重负担。因此，医学生们应积极参与每年“全国爱眼日”的各种爱眼护眼主题活动，向人们普及科学用眼知识，增强大家的爱眼护眼意识。

2. 职业使命

眼是人体的一个重要组成部分，它与全身各系统有着密不可分的联系。在临床上，有相当多的眼病是由全身疾病引起的，如代谢性疾病、系统性血管病等。因此，作为一名医学生，应学习好眼科疾病和防盲治盲的知识要点，将来在临床工作中为健康中国贡献自己的力量。

3.

百万贫困白内障患者复明工程

结合教学内容

晶状体病（白内障）。

案例教学目标

调查结果显示，白内障已成为中国首位的致盲原因。随着中国人口的增加和老龄化趋势，与年龄相关的白内障发病率也将明显增加。如果不采取积极有效的措施，20 年后中国的盲人数量将增加 1 倍。根据最新人口普查结果，我国已进入老龄化社会，养老问题凸显，“养老奉亲、尊老爱幼”的优良传统美德应得到青年学生的重视。因此，对于医学专业学生而言，老年病的诊断和治疗至关重要。而国家“百万贫困白内障患者复明工程”项目的完成体现了“关爱人民、人民至上”的家国情怀，更加凸显了社会主义制度的优越性。

案例内容

“百万贫困白内障患者复明工程”项目是由原卫生部、财政部和中国残联共同牵头，列入国家医改的重大公共卫生服务项目，旨在让更多的贫困白内障患者接受复明手术，解决其因病致盲的问题并减轻其就医负担。

项目的内容是 2009 年至 2011 年对全国贫困白内障患者进行筛查，并为 100 万例贫困白内障患者进行复明手术，对手术费用给予补助，每救治 1 例贫困白内障患者，中央财政对其补助手术费用 800 元。2009 年对 20 万例贫困白内障患者进行手术。根据安排，项目实施所需经费由中央和地方共同承担。要求项目单位严格执行项目方案及有关经费管理办法，不得挪用项目资金。

白内障是我国致盲的首要原因。我国白内障等致盲性眼病主要发生在农村地区，广大农村是开展白内障复明手术的主战场，县医院是主阵地。原卫生部、中国残联根据各地贫困人口数量、贫困白内障患者分布情况、防盲治盲工作基础、“中西部地区儿童先天性疾病和贫困白内障患者复明救治项目”执行情况，确定 2009 年度项目手术数量分配。2010 年和 2011 年根据上一年度项目执行情况进行数量调整。省级卫生行政部门和残联制定开展此项工作的项目经费管理办法，包括资金使用范围、内容、要求和考评办法等；还定期对项目资金使用情况进行检查和考评。

参考素材

人民政府网：“百万贫困白内障患者复明工程”2009 年任务完成。

思政切入点

1. 家国情怀

根据最新人口普查结果，我国已进入老龄化社会，养老问题凸显，“养老奉亲、尊老爱幼”的优良传统美德应得到学生的重视。因此，对于医学专业学生而言老年病的诊断和治疗至关重要。

2. 制度优势

白内障给老年人的生活带来了巨大的不便，党把这个致盲眼病的治疗当作大事，并为贫困患者提供最大限度的帮助，这体现了党“关爱人民，人民至上”的理念，也充分体现了社会主义制度的优越性：将人民利益放在第一位。

4.

健康快车

结合教学内容 晶状体病（白内障）。

案例教学目标

习近平总书记提出了敬佑生命、救死扶伤、甘于奉献、大爱无疆，做党和人民信赖的好医生的要求，国家白内障“健康快车”项目的实施，体现了党“关爱人民，人民至上”的理念，政府为人民提供免费白内障手术的案例也充分体现了社会主义制度的优越性。

案例内容

“健康快车”是由香港方黄吉雯借香港回归之际组织发起，致力于免费医治内地眼科疾病患者的公益项目。1997 年，为庆祝香港回归祖国，香港明天更好基金、香港同胞方黄吉雯借香港回归之际组织发起“健康快车”项目，致力于免费医治内地眼科疾病患者。第一列中华健康快车于 1997 年 7 月 1 日在香港举行交车仪式。第二列及第三列健康快车分别于 1999 年 11 月及 2002 年 7 月正式投入服务，均是由香港同胞捐赠。第四列健康快车于 2008 年开始建造，至 2009 年 2 月 20 日出厂，由中国石油化工集团公司捐建，命名为“中国石化光明号”。健康快车通过行走在铁轨上的数节车厢，行驶至目的地后停于铁路之上，于车厢内搭建简易眼科医院，免费医治普通群众的眼科疾病。每列健康快车均为 4 节车厢编组，由生活发电车、宿营车、手术诊疗车和病房车组成。四列火车医院配备了眼科医疗设施和志愿者眼科医生，每年到 3 个偏远贫困地区服务，在每个服务地点停留 3 个月，为偏远贫困地区的白内障患者免费提供复明手术治疗。第四辆列车投入使用后，健康快车每年可让最少 10000 名白内障患者得到复明的机会。同时，健康快车也担负在火车医院上培训基层眼科医生，并在各地区建立健康快车眼科显微手术培训中心的职能。

健康快车的经费由香港健康快车基金和中华健康快车基金会负责筹集，由国家卫生健康委、中国国家铁路集团有限公司、国务院港澳事务办公室、中华健康快车基金会及健康快车香港基金的代表组成健康快车管理委员会。2002 年 11 月，国务院批准中华健康快车基金会在北京成立，自此，中华健康快车基金会作为公募基金会，发动社会和民众力量，配合政府的防盲工作与扶贫规划筹措资金，与香港同胞共同行动，救治更多贫困地区的白内障患者。截至 2018 年年底，健康快车已走遍全国 28 个省 100 多个地区，共计 179 站，治愈患者 202021 人，成为我国防盲治盲和脱贫攻坚的一支重要力量。2019 年 3 月 25 日，第一列健康快车正式退役，持续服务时间长达 22 年，在这组列车上复明的贫困白内障患者达 8 万人。

20 多年来，“健康快车”在患者筛选、病员检查、手术质量把控、患者术前术后服务等方面，始终保持高效的运转。至 2023 年 1 月，已在全国 28 个省、自治区、直辖市走过 202 站，累计为 22 万多名贫困患者免费实施了白内障手术治疗，使他们恢复视力，重获光明。“健康快车”通过不懈努力，获得国家与民众的肯定与好评，它将继续奔驰在为贫困白内障患者服务的道路上。

参考素材

健康快车官网。

健康快车为贫困患者送光明 [J]. 中国卫生，2019 年。

思政切入点

1. 家国情怀

健康快车是由香港方黄吉雯借香港回归之际组织发起，运行的经费由香港健康快车基金和中华健康快车基金会负责筹集。这体现了香港同胞们与祖国命运与共、休戚与共的家国情怀。

2. 人民至上

健康快车项目运行 20 多年来，在 28 个省（区、市）181 个国家级贫困县开展了 22 多万例免费白内障手术。项目积极发挥了民间慈善项目优势，助力国家精准扶贫工作，也足以体现了党“关爱人民，人民至上”的理念。

5. 每一双眼睛都值得被呵护——世界青光眼周

结合教学内容 青光眼。

案例教学目标

通过介绍“世界青光眼日”，呼吁学生关注青光眼的防治，以呵护心灵的窗户，给盲人以关爱之手，培养医学生的同理心和关爱之情。

案例内容

青光眼作为全世界第二位的致盲眼病，发生数量仅低于白内障，但是危害程度却远远高于白内障。白内障的失明可以通过手术达到彻底治愈，但是青光眼一旦致盲是不可逆转的。因其具有隐匿性，80% 的患者发病之前没有任何症状，一半以上的青光眼患者不知自己患病。数据显示，在 40 ～ 80 岁人群中，每 100 个人中就约有 3.5 个人患有青光眼，预估到 2040 年，全球青光眼患者将增至 1.118 亿。

2008 年是提高青光眼知晓率的重要一年。为了战胜因对青光眼无知而导致如此多的患者视力丧失，世界青光眼联合会（World Glaucoma Association，WGA）和世界青光眼患者联合会（World Glaucoma Patient Association，WGPA）协力发起了一项全球性行动，即每年一次的“世界青光眼日（World Glaucoma Day）”，目的是提高青光眼的知晓率。2008 年 3 月 6 日被选为第一个“世界青光眼日”，通过这种形式来启动青光眼知晓活动，在各国征募各级政府部门、眼保健专业人员和广大患者的积极支持。除了在大的会议时开设专题讨论或沙龙外，还由世界各地的志愿小组和各界人士来组织一些活动，使这些活动成为局部地区乃至全国性的行动。从 2011 年起，“世界青光眼日（3 月 6 日）”扩展为“世界青光眼周”，为每年三月的第二周，成为全球为单一疾病设立周期最长的科普宣教活动。

据中华医学会眼科学分会发布的《中国青光眼指南（2020）》显示，

2020 年全球原发性青光眼患病人数超过 7600 万，中国达到了 2100 余万，其中致盲人数达 567 万。由于知识普及程度不足，中国近九成青光眼患者没能在早期得到及时诊断，因此普及青光眼知识，做好青光眼筛查迫在眉睫。

公众需要了解医生是有方法检测和治疗青光眼的，视力可以被挽救。应告知公众青光眼发病的隐匿性、青光眼治疗及随访过程中依从性的重要意义，以减小视力丧失的危险性。青光眼患者需要告知其家族成员，以便他们也能通过筛查而早期发现。卫生保健工作者与政府部门一起来促进公众的青光眼知晓活动，鼓励其定期进行眼科检查，尤其是那些有患病危险因素者。眼科医师应带头撰写文章，与各类媒体联系，或者组织青光眼方面的公开会议。早期诊断和治疗将会减少视力残疾，改善患者的生存质量，并减少治疗的总花费。由世界青光眼联合会和世界青光眼患者联合会共同发起的这项全球性行动，目的就是提高青光眼的知晓率，加大青光眼的宣传和筛查。让更多人知道青光眼、了解青光眼，达到早发现、早治疗的目的，从而避免永久性视力丧失。

参考素材

Buys Y，Goldberg I，Lambrou G N，et al. 国际间合作遏制青光眼：2008 年 3 月 6 日第一届“世界青光眼日”[J]. 眼科，2008 年。

思政切入点

1. 家国情怀

青光眼作为目前全球第一位不可逆性致盲眼病，严重威胁着人类的视觉健康。部分青光眼患者发病急骤，如不能控制病情可在数天内致盲，部分患者无明显症状，在不知不觉中逐渐失明。一旦失明不但会使患者生活质量下降，也会给社会和家庭带来沉重负担。因此，医学生们应密切关注“世界青光眼周”，积极宣传和普及青光眼防治知识，让人们更清晰地认识到青光眼疾病的危害。

2. 职业使命

全球青光眼发病率为 2.86%，总数达到 7960 万，其中 1100 万人是双眼盲。中国是青光眼患者最多的国家，40 岁以上人群的总患病率为 2.3% ～ 3.6%，其中致盲率约为 30%。预计 2040 年全球青光眼人数将超过 1.1 亿。因此，作为一名医学生应学习好青光眼的防治知识要点，将来在临床工作中为健康中国贡献自己的力量。

6.

一个人的篮球队
——角膜捐献者叶沙

结合教学内容 角膜病。

案例教学目标

通过16岁少年叶沙因突发脑出血去世后捐献角膜及其他器官的案例，让学生感受到器官捐献者无私奉献的大爱精神。

案例内容

有这样一支业余篮球队，四男一女的组合，毫不起眼的身高，差距巨大的年龄，他们出现在8月30日晚北京水立方举行的2019年国际篮联篮球世界杯的开幕式上，与世界顶级篮球队一同亮相。没有花哨的球技，没有明星的光环，但他们却赢得了全场的掌声。这支篮球队的五个人——矿工、患者、学生、公务员和铲车司机，是散落在天涯海角的五个陌生人，他们的生命，因为一个人而神奇地联系在一起。

2017年4月27日是队员球衣号码连起来的日期，在这一天，热爱篮球的16岁少年叶沙因突发脑出血离开了这个世界。突如其来的噩耗令其父母悲痛欲绝。在儿子生命最后一刻，他们决定捐献出儿子的器官，叶沙的心脏、肺脏、肝脏、两个肾脏和一对眼角膜，捐献给了7个急需器官移植的患者，让他们重获新生。

“叶沙的梦想是成为一名医生，拯救生命。我要帮儿子实现梦想。”叶沙爸爸说。于是，叶沙的爸爸妈妈和中南大学湘雅二医院器官捐献协调员孟风雨见面，并签署了人体器官捐献文件。器官捐献的“双盲”原则让受捐者不能与叶沙的父母联系，但他们设法了解到了一些捐献者的事情，如叶沙喜欢打篮球。为了延续叶沙的篮球梦，受捐者刘福、颜晶、黄山、胡伟、周斌决定让叶沙以另一种方式“留在”这个世间。于是，他们组成了一支篮球队，取名为“叶沙”。

在2019年的中国女子篮球联赛（WCBA）全明星正赛上，一支名叫“叶沙”的业余球队获得了两分钟比赛时间。这支球队共五位球员：三位大叔、一位小伙和一位女孩。他们说，他们只是一个人——“叶沙”。

当比赛进入中场休息时，五位穿着红色队服的叶沙队球员进入赛场，他们的球服上印有编号和所接受器官的图案。根据器官捐献的“双盲原则”，捐献者家庭和受捐者不能互相知晓对方信息。这样做既是防止器官买卖，也是为避免双方受到压力或者骚扰，所以这五位受捐者用的都是化名。

“我是叶沙，叶沙的肺。”刘福说。

“我是叶沙，叶沙的眼睛。”颜晶说。

“我是叶沙，叶沙的眼睛。”黄山说。

“我是叶沙，叶沙的肾。”胡伟说。

“我是叶沙，叶沙的肝。我们就是叶沙，我们是一个人。”周斌说。

看到“一个人的篮球队”的比赛，叶沙爸爸说“非常安慰”，自从儿子去世以后，他的泪点变得很低，常常陷入思念中。“当我看到他们在球场上奔跑时，我的儿子似乎还在身边。看到叶沙拯救的生命，我感到高兴。”叶沙爸爸说。

“我希望叶沙帮助的人都好。”这是叶沙爸爸和妈妈朴素的心愿。而叶沙爸爸妈妈的善举也深深影响着受捐者。

受捐者周斌于2017年4月27日完成了肝脏移植手术，后来一直努力康复。“我会好好照顾‘叶沙’的肝。只要我能帮助别人，将来我也愿意捐献我所有的器官。”周斌说。2018年周斌完成了人体器官捐献志愿登记，成为一名人体器官捐献登记志愿者。他的家人对此非常支持，因为他们对等待器官移植的不易与煎熬深有体会。

从器官移植的受捐者到人体器官捐献登记志愿者，周斌曾说：“是叶沙救了我，使我的生命得到了延续，我想身后把我所有的器官都捐出来，如果医学上能用到，就用在医学上，如果眼角膜能够给需要眼角膜的患者，就给他们用！”

和病魔抗争的路上周斌没有妥协过，然而让人惋惜的是，2021年4月，周斌出现频繁的身体疲乏感，后来到医院检查发现肝癌复发，尽管他顽强地与病魔抗争，但由于病情太重，周斌于2022年6月13日不幸离世。按照周斌的遗愿，家人签署了《人体器官捐献亲属确认登记表》。桂林市红十字会党组书记唐小荣说，根据周斌的遗愿，他的两枚眼角膜已经成功移植给两名眼疾患者，让他们重见光明。逝者永生，爱一直在延续。叶沙和周斌与死神抗争过，也传递了人间大爱，他们的故事感动了无数人。

自中国从2010年全面开启公民器官捐献后，中国公民逝后自愿器官捐献数量逐年增长，器官捐献数量列居亚洲第一、世界第二。但是由于我国人口众多，患者数量庞大，器官严重短缺的问题依然存在。中国人体器官捐献管理中心公布的数据显示，中国每年因终末期器官衰竭而苦苦等待器官移植的患者约有 30 万人，但是每年器官移植数量仅 1 万来例。令人感动的是，“叶沙篮球队”的公益广告作品投放后，吸引数万人志愿登记器官捐献。理论上，一人平均能捐献 3.5 个器官，这意味着预计将有更多的人受益。

这个世界还对器官捐献有着巨大的偏见。无论是捐赠者还是受赠者，都在承受着世人异样的眼光。但“叶沙篮球队”的队员们勇敢地站了出来，用“一个人”的篮球队，书写了人生的善良与“新生”。

参考素材

新华社新媒体网：一个人的篮球队：逝者永生，爱在延续。

思政切入点

1. 奉献精神

16 岁少年叶沙突发脑出血去世，父母捐献了他的心脏、肝脏、肺脏、肾脏、眼角膜，让 7 个患者重获新生。这体现了叶沙及其父母大爱无私的奉献精神。

2. 生命价值观

周斌接受了叶沙的肝脏移植手术后，完成了人体器官捐献志愿登记，成为一名人体器官捐献登记志愿者。在他去世后，他的两枚眼角膜被成功移植给两名眼疾患者，让他们重见光明，周斌延续了叶沙的无私大爱。

7. 流传千年——神奇的金针拨障术

结合教学内容 晶状体病（白内障）。

案例教学目标

通过分享金针拨障术发展史和伟大领袖毛主席用金针拨障术治疗白内障的案例，让学生体会中医切实的有效性，激发学生对中医眼科的崇尚之情，引导学生树立民族自信和专业自信。

案例内容

白内障手术是古老的外科手术之一，其发展史可追溯到公元前600年，史料记载印度外科医师Susruta用一种特制的针具将混浊晶状体向后推入玻璃体腔使患者重获光明，称为针拨术（couching）。

东汉建和二年（148年），印度佛教学者安世高来洛阳译经，将此治疗方式带入中国，拉开了我国金针拨障术的序幕。隋、唐时期针拨白内障手术屡见于史籍，并有白内障术后戴眼镜矫正的记载。《普济方》中有记载："金针一拨日当空。"唐代王焘编著的《外台秘要》对白内障各期症状都有简单扼要的描述：白内障眼病初起时，患者"忽觉眼前时见飞蝇黑子，逐眼上下来去。"患者病情发展一般缓慢，"渐渐不明，久历年岁，遂致失明。""此宜用金篦决，一针之后，豁若开云而见白日。针讫，宜服大黄丸，不宜大泄。"金篦决即金针拨障术。基本原理是用金针将混浊的晶状体拨入后方的玻璃体腔内，使光线能顺利到达视网膜，从而达到治疗白内障的目的。唐代诗人杜牧在《樊川集》中记载："法以针旁入白睛穴上，斜拨去之，如蜡塞管，蜡去管明……某世攻此疾，自祖及父，某所愈者，不下二百人，此不足忧。"众多的书本描述，显示金针拨障术在唐代已经得到一定程度的普及。

唐代以后，中国眼科学不断向前发展，基础理论、临床治疗等方面都有新的进展，手术疗法也进一步深化。北宋《太平圣惠方》专门讨论了金针拨障术的适应证种类、性质、术前注意事项、手术操作过程以及止血、止痛、止呕等方法。明代《秘传眼科龙木论》系统地记述了眼科常见的内外障眼病72证，介绍了多种眼科外治法，特别是有关白内障的分类、检查、手术适应证与禁忌证等内容。明代的《银海精微》《证治准绳》，清初傅仁宇的《审视瑶函》，清张璐的《张氏医通》以及吴谦等编撰的《医宗金鉴》等书，均对金针拨障术作了详细介绍。清初黄庭镜所著的《目经大成》将此手术方法阐明得更系统化，归纳成八法：审机、点睛、射覆、探骊、扰海、卷帘、圆镜、完璧回针。《目经大成》还首次提出进针部位，选在"风轮与锐眦相半正中"（即虹膜边缘与外眼角间的中点位置）插入的精确定位。从现代解剖学来看，是较为理想的手术切口部位。

毛泽东是一位博览群书、好学勤思、博古通今、学贯中西、知识渊博的伟人，历来重视、研究和传承包括中医药学在内的中华优秀传统文化遗产，又潜心学习研究现代科学知识。青年时代的毛泽东便对中西医学进行比较研究，认识到中西医学各有所长，各有所偏，医理各有特点等。毛泽东接受中医治疗最精彩的一幕是金针拨障术。

1974年底，毛泽东患双眼老年性白内障，看书读报困难，已到必须手术治疗的阶段。经过慎重考虑，中央决定由中国中医研究院著名眼科专家、新金针拨障术的发明人唐由之教授为毛泽东实施金针拨障术。毛泽东了解到自己的眼病将采用金针拨障术后，当即同意。术中，毛泽东无任何不适。术后24小时，给主席换药，经检查一切正常，眼底亦很清晰，已有1米指数的视力。当唐由之要将手术眼重新遮盖敷料时，一位医生拿一个+10度的镜片放在主席手术眼前，主席顿觉视力已正常，不愿意再包上。经向主席再三解释，最后，给主席戴一个预先做好的中心有+10度透镜的塑料眼罩，主席连续看了几个小时文件，并伸着"V"字形的两根手指，示意胜利了。

万般灵药皆无效，金针一拨日当空。随着现代医学的发展，金针拨障术已经退出历史舞台，但在医疗科学不发达的时代，这项手术带给白内障患者更多的选择，让我们不由得对古人的聪明才智和传统医学的魅力由衷赞叹。

参考素材

中央电视台纪录片：唐由之——我为主席做手术。

思政切入点

文化自信

通过分享中医眼科大师唐由之为伟大领袖毛主席做金针拨障术的纪录片，体会中医切实的有效性，激发学生对中医眼科的崇尚之情，引导学生树立人文情怀和专业自信，培养学生的职业道德和社会责任感。

8.

问目哪得清如许，唯有活血利水来——眼科活血利水法

结合教学内容 眼科疾病治疗概要。

案例教学目标

通过介绍湖南中医药大学彭清华教授用活血利水法治疗眼内出血、视网膜脱离、青光眼、眼外伤等眼疾的案例，提升学生的中医自信和民族文化自信。

案例内容

活血利水法是指用活血药和利水渗湿药治疗血水互结或血瘀水停的病证的方法。湖南中医药大学彭清华教授自 20 世纪 80 年代末在国内提出眼科水血同治的理论以来，根据近 30 年的研究和临床实践，发现在眼科临床上可运用活血利水法治疗眼内出血、视网膜脱离、青光眼、眼外伤等眼科疾病并取得明显疗效。

中医学自《黄帝内经》开始，就认为水血相关，水病可以治血，血病可以治水，即水血同治。生理上水血相关，《灵枢・痈疽》曰："肠胃受谷……中焦出气如露，上注溪谷，而渗孙脉，津液和调，变化而赤为血。"说明水与血均来源于饮食物的水谷精微，化生于后天脾胃，故有"津血同源"之说。同时，水与血又互为生成之源，《灵枢・邪客》说："营气者，泌其津液，注之于脉，化以为血。"说明营气分泌的津液，渗注到经脉之中，便化为血液。血液循经流行，在一定的条件下，血液中的部分水液成分可渗出于脉外，与脉外的津液化合在一起，而成为津液的一部分，如"汗者血之液"之说即属此类。故李东垣指出"血与水本不相离"；明・缪希雍认为"水属阴，血亦属阴，以类相从"；唐容川《血证论》更指出"血与水皆阴也，水为先天阳气所化之阴液，血为后天胃气所化之阴汁"，又说"血得气之变蒸，亦化而为水""水为血之倡，气行则水行，水行则血行"。

均阐述了水与血二者之间在生理上相互倚伏、互相维系的密切关系。

《灵枢·营卫生会》曰："夺血者无汗，夺汗者无血。"揭示了血竭津枯，水枯血虚的相关病理。《金匮要略》所言"经为血，血不利则为水"，指出了血与水的病理因果关系。唐容川《血证论》则强调了"血病而不离乎水""水病而不离乎血"的病理关系。明确指出"病血者，未尝不病水；病水者，亦未尝不病血也""失血家往往水肿，瘀血化水，亦发水肿，是血病而兼水也"。可见在病理上水病可以影响到血病；血病亦可以影响到水病，从而为水血同治提供了病理依据。

由于水血在生理上、病理上的密切关系，因而对血病及水或水病及血之证，古代医家提出了水病可治血、血病可疗水的水血同治原则。如《素问·汤液醪醴论》对水气病提出的"去宛陈莝"治疗大法，即包括祛除郁结于体内的瘀血在内。张仲景《伤寒杂病论》中创立了许多水血并治的方剂，如治疗水与血俱结在血室的大黄甘遂汤，方中用大黄破瘀，甘遂逐水，宗《黄帝内经》"留者攻之""去宛陈莝"之旨意，开临床水血同治之先河。唐容川对血病及水或水病及血之证更是强调水血同治，指出"凡调血，先须调水"。认为其病"皆水与血不和之故……但就水血二者立法，可以通一毕万矣"，并提出了滋水止血、化水止血、逐水活血、温水行血等血证治水 13 法，丰富和发展了血证治水的方法。

彭清华教授曾先后主持及承担国家、部、省、厅级科研课题 50 余项，"活血利水法"相关研究获奖成果 40 余项，其中获部、省级（含国家一级学会）科技成果一等奖 13 项、二等奖 18 项、三等奖 14 项，厅级科技成果一等奖 6 项、二等奖 6 项、三等奖 3 项，获国家级教学成果二等奖 2 项，省级教学成果一等奖 2 项、二等奖 2 项、三等奖 1 项。

彭清华教授主编了众多主干课程的教材，包括全国高等中医药院校规划教材、全国中医药行业高等教育"十二五""十三五""十四五""十五五"规划教材《中医眼科学》，其中"十二五"规划教材获得 2013 年全国高等中医药院校规划教材"优秀教材奖"；还有全国中医药高等教育"十三五"精编教材《中医眼科学》、国家卫生健康委员会"十四五"规划教材《中西医结合眼科学》、全国高等中医药院校研究生规划教材《中西医结合眼科学》、国家卫生和计划生育委员会"十二五""十三五"中医及中西医结合住院医师规范化培训规划教材《中医五官科学》、"十四五"普通高等教育研究生规划教材《中医五官科学研究》、湖南省高水平研究生教材《中医眼科临床研究》，并主编对外中医临床案例教学（英语）教材《眼耳鼻咽喉科学》。2004 年 11 月，彭清华获评"卫生部有突出贡献中青年专家"；2020 年 10 月，彭清华获评"湖南省名中医"称号；2021 年 12 月，彭清华入选国家中医药领军人才“岐黄学者”。2023 年 8 月彭清华领衔的“中医病证诊断创新与应用教师团队”成功入选教育部“全国高校黄大年式教师团队”。

参考素材

秦裕辉 . 问目哪得清如许，唯有活血利水来——评《眼科活血利水法的研究》[J]. 湖南中医药大学学报，2020 年。

思政切入点

1. 文化自信

彭清华教授自 20 世纪 80 年代末在国内提出眼科水血同治的理论以来，根据近 30 年的研究和临床实践，发现在眼科临床上可运用活血利水法治疗眼内出血、视网膜脱离、青光眼、眼外伤等眼科疾病并取得明显疗效，这足以证明中医确实有效。

2. 奋斗精神

彭清华教授自 20 世纪 80 年代开始对眼科水血同治进行临床和科学研究，不断坚持创新，克服重重困难，最终获得“岐黄学者”“全国优秀科技工作者”等荣誉，体现了彭清华教授坚持不懈和艰苦奋斗的精神。

9. 追光"瞳"行，关爱未成年人——瞳光青年志愿者

结合教学内容 屈光不正（近视）。

案例教学目标

通过介绍湖南中医药大学"瞳光青年志愿者"以及相关社会实践活动，呼吁更多的学生加入志愿者的行列，将所学所会真正服务于社会和人民。

案例内容

湖南中医药大学"瞳光青年志愿者"是以教育部、国家卫生健康委员会等八部委印发的《综合防控儿童青少年近视实施方案》为行动指南，以《"健康中国 2030"规划纲要》为运营策略，以三级预防策略为行动依据，积极响应国家的号召，顺应国家政策，为我国儿童青少年眼健康事业助力的公益组织。

瞳光青年志愿者于 2019 年初在湖南中医药大学成立备案，在彭清华教授的指导下，从在校本科生、留学生中挑选出了一批医学基础知识扎实、个人能力突出的学生进行培训并分工开展公益活动。"瞳"取自儿童的谐音，"光"即光明，瞳光青年志愿者的每位成员都希望通过努力，让孩子们拥有健康的视力和明亮的双眼。

自 2019 年成立以来，志愿者们每年都会走进幼儿园、小学、社区，为孩子们进行近视筛查，为家长们科普宣讲近视防控知识，使孩子和家长们了解保护眼睛的方法，树立爱眼、护眼的意识和培养良好习惯。截至 2023 年 11 月，志愿者们共完成 30 余次志愿者活动，受益群众超 10 万人次。2021 年 12 月 21 日，共青团中央青年发展部发布关于 2021 年度全国社会实践活动的通报，瞳光青年志愿者团队获评"全国大中专学生志愿者暑期'三下乡'社会实践活动优秀团队"。

参考素材

湖南日报：追光“瞳”行，关爱未成年人志愿服务进校园。

思政切入点

1. 家国情怀

瞳光青年志愿者们通过科普宣讲、眼科义诊等志愿者活动，为孩子们进行近视筛查，为家长们科普宣讲近视防控知识，使孩子和家长们了解保护眼睛的方法，树立爱眼、护眼的意识和培养良好习惯。这体现了他们关爱青少年的家国情怀。

2. 奉献精神

瞳光青年志愿者们无偿进行各类志愿者活动，目前共完成 30 余次志愿者活动，受益群众超 10 万人次，这体现了志愿者们无私奉献的精神。

10. 青光眼发展史

结合教学内容 青光眼。

案例教学目标

人类文明的历程总是在曲折中前进的，正是有了历代医者的努力和奉献，才推动了医学的不断发展。本案例通过介绍青光眼发展史，激发学生不断探索创新的科学精神。

案例内容

关于青光眼类眼病的最早记载可追溯至古希腊时期，亚里士多德与希波克拉底使用“glaukos（γλαυκός）”一词描述瞳孔呈现青绿蓝色的晚期病症。盖伦（约公元 129—199 年）对闭角型青光眼的描述具有惊人的前瞻性，他将这种灰蓝色调与房水不足、前房变浅和 / 或晶状体前突联系起来。10 世纪阿拉伯医师阿尔 - 塔巴里的《希波克拉底治疗全书》可能首次提及眼内压概念，但中世纪欧洲仍将青光眼归类为不可治愈的绿色白内障和晶状体“过度硬化”。

我国秦汉时代的《神农本草经》里有影响视力的“青盲”记载，隋朝巢元方的《诸病源候论》中对“青盲”有更为具体的描述：“青盲者，谓眼本无异，瞳子黑白分明，直不见物耳……”强调了青盲患者眼部外观无明显异常，但却存在视力丧失或严重视力障碍的情况。唐代的《外台秘要》首次出现了“绿翳青盲”的病名，系因“内肝管缺少，眼孔不通”所致，宋、元代的《秘传眼科龙木论》也有“绿风内障”，这些都可能和青光眼有关。

1722 年，Saint-Yves 描述了一种眼病，即眼睛“发炎”，瞳孔呈“海色”，表现为视力模糊，眼睛疼痛，只能部分看到物体。Demours（1818 年）不仅提供了青光眼患者的清晰的临床描述，而且首次记录了光源周围出现彩色环的伴随症状。当人们发现摘除混浊晶状体可改善视力时，认知出现混乱，当时青光眼患者被告知避免用眼过度、克制情感、避免便秘，并采用水蛭吸血来治疗青光眼。直到 19 世纪中叶弗朗西斯 · 科尼利厄斯 · 东德斯（荷兰）发明首台眼压计后，眼压与青光眼的关联才重新确立。1823 年，James Guthrie，一位著名的英国外科医生，将“青光眼”定义为现在公认的眼球坚硬的疾病。阿尔布雷希特·冯·格雷夫（德国）与安托万 - 皮埃尔·德穆尔（法国）将疾病与虹膜角膜功能障碍相联系。

1835 年 William Mackenzie（苏格兰）观察到患者眼球较硬，首次将青光眼与高眼压联系起来。1851 年 Helmholtz 发明了检眼镜，von Graefe 利用它发现部分青光眼视盘呈凹陷外观。他将青光眼分为急性充血性、慢性充血性、继发性充血性和视盘凹陷性黑蒙。两年后，Müller 对青光眼病理学的研究证实了这一现象。直到那时，人们才普遍认为青光眼的主要原因是眼压异常，并放弃了先前关于青光眼是由浆液性脉络膜炎或玻璃体疾病引起的理论。1853 年 William Mackenzie 在其《实用眼病论著》中最终确立青光眼的定义与诊疗规范。

1863 年眼压计发明，人们进一步肯定眼压增高是引起青光眼的原因，并提出治疗青光眼的关键在于控制眼压。1866 年，Donders 认识到那些没有充血性症状的病例也有眼压升高，采用“单纯性青光眼”一词对其基本分类，这可能是一个已经持续了一个多世纪的具有误导性的标签。

直到 1905 年，挪威眼科教授 Schiotz 设计了一种角膜压陷眼压计，很好地标准化评估眼压，成为一种易于使用和可靠的技术。1954 年，Goldmann 采用了更精确的压平眼压计。

William Bowman 爵士在 1826 年英国医学协会的一次会议上向医生建议在眼科疾病诊断中使用数字量化的眼压测量。后来 Bowman 指出：“我长期以来特别关注眼球张力的问题……并做出了九个紧张度分级，这是可行并且有用的。”

自 19 世纪中期 von Graefe 进行研究以来，外周视野测量就一直被使用。在晚期青光眼病例中表现出的视野缺损已被注意到，Landsberg 在 1869 年报道了彗星状暗点的发生。1889 年，Bjerrum 描述了他的切线屏幕技术，这预示着定量视野检查和中央视野检查的诞生。

Derby 在 1867 年报道了两例注射阿托品后直接并发急性青光眼，并发现这些眼存在浅前房。19 世纪末，Priestly Smith 得出结论，青光眼主要是由于错误的房水引流，而不是人们通常认为的过量的房水产生。他记录到小眼球、大晶状体和浅前房的情况，而且 20 多年来，人们认为所有青光眼病例都继发于某种形式的房角关闭。Ulrich 在 1908 年注意到一小部分萎缩虹膜向前脱垂，结论是后房和前房之间存在压力梯度。1920 年，Curran 描述了在一些青光眼病例中虹膜 - 晶状体隔膜前置，虹膜似乎向前膨隆，这种膨隆在周边虹膜切除术后消失了。虹膜切除术是 von Graefe 在 1857 年首次提倡的一种治疗方法。此外 von Graefe 还发现，在手术后不会诱发急性发作，他的结论是，在这些眼睛中有瞳孔阻滞，主要是由于一种解剖变异，即很大区域的虹膜与晶状体太靠近。

1911 年，Gullstrand 发明了裂隙灯生物显微镜。房角镜检查紧随其后，至此，青光眼瞳孔阻滞的学说以及虹膜切除术治疗青光眼的机制才得到证实。于是人们开始将虹膜切除术局限于虹膜周边部，同样达到了治疗效果。房角镜的问世对青光眼的科学分类来说，是一个重要的里程碑，随着房角镜检查的进一步发展，Barkan 研究了前房角的详细结构和功能。1938 年，他根据前房的深度和房角的开放程度来描述青光眼，他还描述了滤帘（阻滞）性青光眼，其中前房角开放，通常很宽；虹膜阻塞青光眼，前房角狭窄或关闭。他的分类是基于病因学因素，而不是基于症状学。大约 10 年后，Sugar 根据观察到和推断出的具体病因提出了更详细的分类。1954 年，在青光眼国际研讨会上，采用了一种简单而广泛的分类方法：

① 原发性青光眼。

a. 单纯性青光眼。

b. 闭角型青光眼，可能包括四个阶段：青光眼前期、间歇期、急性期、慢性期。

② 继发性青光眼，由于先前存在的眼病，可能是开角型或闭角型。

③ 先天性异常阻塞引流障碍引起的先天性青光眼。

从那时起，“单纯青光眼”一词在很大程度上被弃用，取而代之的是“开角型青光眼”，尽管做了其他小的修改，但分类的基本结构不变。

手术干预历来先于非手术治疗。早在 1848 年，Desmares 就建议用角膜穿刺来软化眼睛，英国眼科医生 William Mackenzie 爵士也推荐了这种手术。这种直接而原始的方法只能暂时性地降低眼压。von Graefe 是青光眼手术的真正创始人。1856 年，他注意到虹膜切除后虹膜变得平坦，得出结论，这是由于压力的降低。从那时起，虹膜切除术成为窄角型青光眼的经典手术。眼科历史学家 Julius Hirschberg 说：“这个手术对于 Graefe 就像浮士德戏剧之于歌德一样。”

很多后来的滤过手术如：角质巩膜环钻（Elliot，1925 年）、虹膜嵌顿术（Holth，1932 年）和巩膜切除术联合周边虹膜切除术（Lagrange，1937 年），主要是为了处理更慢性的原发性疾病。与此同时，Baillart、Heine 和 Barkan 等人开发了各种形式的睫状体分离术。1892 年，Vincentiis 首次引入了一种前房角切开术，尽管他报告了一些成功案例，但直到 1936 年，Barkan 才重新开始使用。这种新手术为先天性青光眼的治疗带来了突破性进展。

虽然现在使用的大多数青光眼手术都是在20世纪60年代引入的，旨在增加房水流出或减少流入，但它们的根源可以追溯到19世纪外科医生的工作。1968年Cairns介绍了小梁切除术，这是在降低眼压方面最有效的青光眼手术，但也有其自身的局限性。后来出现的非穿透小梁切除术并不常用。Molteno引入了第一个有效的引流器，其他人也紧随其后。自1995年以来，大多数新手术都包括新的植入设备，如SOLX、iStent和Ex-PRESS shunt。

降低眼压治疗青光眼的概念确立后，1862年，Thomas Fraser将其引入了青光眼药理学领域，给我们提供了第一种眼压治疗药物：毒扁豆。许多现代药物都是从植物中提取的：洋地黄来自毛地黄，阿司匹林来自柳树皮中的一种物质，紫杉醇来自太平洋紫杉树皮。事实上，毒扁豆是一种强有力的缩瞳剂——毒扁豆碱的原始来源。1876年Laquer发现使用扁豆碱可以降低眼压，他本人也是青光眼患者，尽管当时的同事并不接受——可能是因为使用胆碱酯酶抑制剂的副作用。

在Weber的努力下，仅1年后就出现了第二种缩瞳剂匹罗卡品（Pilocarpine），而且耐受性很好。直至今天，匹罗卡品仍然是许多青光眼患者的辅助治疗药物。在一段时间内，人们认为这些药物降低眼压，仅仅是因为诱导瞳孔缩小，打开房角。Vannas在1927年的观察进一步证实了结膜下注射肾上腺素（一种具有分散特性的拟交感神经药物）也可降低压力，特别是在房角开放的眼球。

直到20世纪50年代，肾上腺素被商业化用于青光眼的治疗。1996年，0.2%溴莫尼定被批准用于长期降眼压管理，并作为治疗慢性青光眼的首选肾上腺素能激动剂。20世纪，碳酸酐酶抑制剂、受体阻滞剂和前列腺素类似物开始应用，青光眼药物的开发加速发展。

参考素材

施长春、青光眼手术治疗的历史和现状[J]. 中医药管理杂志，2015年。

思政切入点

科学精神

从最初的水蛭吸血或静脉放血术来治疗青光眼，到眼压计和房角镜检查的发明，以及小梁切除术等手术的出现，这些都说明了探索创新精神对医学发展的重要性。

11.

黑暗中的光明——盲文的发明

结合教学内容 防盲治盲。

案例教学目标

不起眼的盲文对信息传递有着重要意义，不论是电梯上的楼层键，商品包装盒上的名称、保质期，或是各种场所的危险提示，明眼人都要靠文字补充信息的地方，视障者往往有更大的需求。社会需要关注、关心视障群体，作为一名医学生更应看到视障群体需求，为他们提供帮助。

案例内容

在历史的长河里，悲惨失明的痛苦宛若难以治愈的绝望，边缘化和不被尊重充斥了一些盲人生命的每一个瞬间。盲文的出现使失明的人们开始真正触摸人生，也为他们黑暗的世界带来了文明的曙光。

16 世纪的意大利医学博士卡尔达诺（Gerolamo Cardano）在其医学著作中探讨了感官代偿现象，提及盲人可通过触觉感知形状，但未明确提出系统性触觉文字方案。

17 世纪的笛卡尔（Rene Descartes）、洛克（John Locke）和狄德罗（Denis Diderot）这三位哲学家用思想打开了残疾人的社会包容。

笛卡尔的见解“用他们的手看”，将盲人通过触摸获得的感觉等同于通过视觉获得的感觉，这一主题预示着盲文的发展，也符合当前的神经可塑性理论。

约翰·洛克 1688 年和他的朋友爱尔兰哲学家和科学家威廉·莫利纽克斯（妻子在婚后第一年就失明，激发了他对失明的兴趣）讨论莫利纽克斯问题：如果一个天生失明的人被教会通过触摸来区分相同材料的两种形状，一个立方体和一个球体，然后让复明的他看，他能仅凭视觉来区分它们并说出哪个是立方体哪个是球体吗？莫利纽克斯和洛克一致认为答案是否定的。

狄德罗第一次在文学作品中将盲人描绘成能够为社会做出贡献的人，通过展示盲人的思维可以像有视力的人一样理性和易于研究，他试图结束“几乎在整个欧洲文化期间盛行的传统”，证明盲人与有视力的人的区别仅在于他们失去了视力，而不是他们的人性。

到了18世纪中叶，盲人教育出现。法国人瓦伦丁·豪伊的父亲是一个织布工，在当地一所天主教修道院里每天敲钟，豪伊小时候经常陪父亲去修道院。后来精通10余种语言的豪伊知恩图报，为那些曾经教他的盲人僧侣提供教育。寒门出贵子，他获得了国王路易十六和海军部翻译的头衔。

1771年在圣奥维德节（一个宗教性的街头集市），25岁的豪伊目睹了一场9名盲人举办的“音乐会”，盲人们努力执着地演奏却遭到了世俗的嘲笑。感触颇深的豪伊内心种下了改变盲人教育的种子。

在1771年的圣奥维德节，豪伊使用浮雕字母来教盲人阅读和写作。值得一提的是，正是通过这种方法，后来的路易·布莱尔最终学会了阅读和写作。豪伊创建了第一所盲人学校；1784年，成立了国家青年盲人学院，后更名为皇家盲人学院。《巴黎日报》定期报道豪伊的活动。

豪伊发现盲童勒苏埃尔通过触摸可以准确感知施舍给他的钱币面值，就收他为自己的学生，教他阅读，通过黑体字母印刷技术，使他通过触觉感知字母。不到3个月，勒苏埃尔就学会了用豪伊技术制作的浮雕书来阅读和书写。1784年11月18日，勒苏埃尔向学术写作局展示了他新学到的能力。豪伊发明了为盲人印刷的技术和他的黑字技术，使盲人能通过触觉阅读字母。1786年1月7日，皇家科学院对豪伊的方法的进行了非常积极的评价。豪伊的出版物《盲人的教育》是在国王和许多其他人为其慷慨解囊的情况下订阅出版的。

对豪伊来说，教盲人读书写字的方法和教其他人是一样的，只是盲人会通过触摸来学习。最重要的是，盲人使用的书籍被印刷出来，从而为盲人建立图书馆，这样盲人就可以超越他们在社会中的卑微地位。

1791年9月28日，法国大革命期间，皇家学院被国家接管，成为国家盲人工人学院。1802年，豪伊被解职并被迫退休。尽管他在一定程度上支持革命，但由于与王室的关系而失去了权力中心的信任，于是他逃离了法国，前往德国和俄罗斯推广盲人教育，协助建立了俄罗斯第一所盲人学校，直到1817年才回到法国。他死于1822年，也就是路易·布莱文第一次作为学生进入学院的3年后。路易·布莱尔出生在法国巴黎附近小镇的一个贫苦马具匠家里，他3岁时玩弄小刀不慎失手，刺伤了一只眼睛，不久又感染另一只眼睛（可能是交感性眼炎），以致双目失明。

1821年的一天，学校校长请来退休海军军官查尔斯·巴比埃 (Charles

Barbier de La Serre)，他给学生们讲授和示范一种“发音”法，这是一种“夜间书写”符号，用两行各6个凸点符号表示音标，是专为夜间作战时传递命令和加强联络而创造的。年仅12岁的布莱尔得到了启发，终于完成了他发明的字母表。有了这6字为一组的字母表后，认字就又快又容易了，盲人也可以写字、记日记、读书了。

布莱尔通过将点的数量从12个减少到6个，解决了Barbier方法的一个主要局限性。还有另一个非凡的见解：当有视力的人阅读时，眼睛向大脑传递信息，大脑“阅读”或解释眼睛看到的东西。是大脑而不是眼睛赋予所感知的事物以意义。为什么指尖不能为盲人做同样的事情，通过触摸与大脑交流，就像通过视觉阅读一样？指尖可以快速呈现信息供大脑解读，这种洞察力可以像通过视觉阅读一样快速、本能地完成，这为盲人开启了学习之门。到1824年，15岁的布莱尔完成了他对Barbier体系的修改，简化了它的形式并最大限度地提高了它的效率。由于经济问题，直到布莱尔26岁时，靠校长的个人积蓄，一本关于盲文字母表的书才印出来。这本叫《供盲人使用的点字书写单词、音乐和歌曲单的方法》。从此盲文得到了推广。以后，布莱尔的出版社成立了，又出版了许多凸点书籍，受到盲人们的欢迎。长期的劳累使布莱尔患上了肺病，日益严重，1852年世界盲文发明家布莱尔离世，年仅43岁。

卡尔达诺和德泰尔齐预言了盲文的发展和实现盲人个人潜力的教育需求，而洛克、笛卡尔和狄德罗的天才则帮助创造了扩大社会意识和社会接受变革的时代精神。豪伊建立了教育环境，路易·布莱尔的智慧、洞察力、个人知识和毅力为盲人改变了世界，他们一起改变了盲人世界。

为纪念“盲文之父”布莱尔，法国在2009年全年纪念布莱尔诞辰200周年。民众通过多种仪式及庆典纪念这位杰出公民所作出的贡献，包括举行一场关于盲人教育、文化和工作的国际会议，由法国研究院的Yves Pouliquen教授分发了布莱尔的生平传记。

思政切入点

1. 社会包容性

残疾人在当今社会依然面临着一些不平等问题和各种社会障碍，这让他们成了最脆弱和最受社会排挤的群体之一。与正常人相比，他们陷入贫困的风险更高，健康状况和教育成果更差，获得的就业机会也更少。在盲文的发展历史进程中，无不体现了对盲人的社会关注和社会接受度的提升。

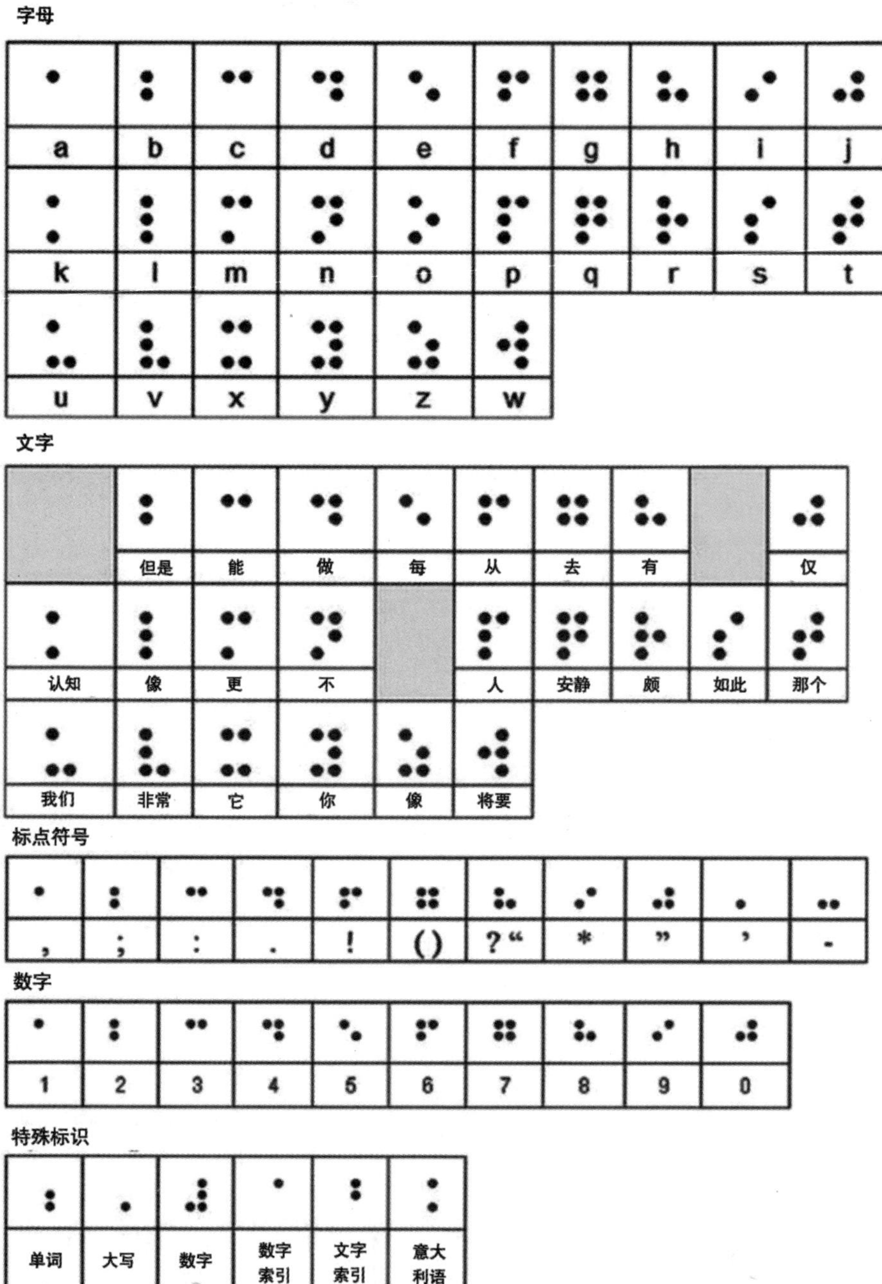
字母
a b c d e f g h i j
k l m n o p q r s t
u v x y z w
文字
但是 能 做 每 从 去 有 仅
认知 像 更 不 人 安静 颇 如此 那个
我们 非常 它 你 像 将要
标点符号
, ; : . ! () ?“ * ” ’ -
数字
1 2 3 4 5 6 7 8 9 0
特殊标识
单词 大写 数字 数字索引 文字索引 意大利语

盲文卡

2. 科学精神

卡尔达诺和德泰尔齐预言了盲文的发展和实现盲人个人潜力的教育需求，而洛克、笛卡尔和狄德罗则帮助创造了扩大对盲人的社会意识和社会接受变革的时代精神。豪伊建立了教育环境，路易·布莱尔的智慧、洞察力、个人知识和毅力为盲人改变了世界，他们一起改变了盲人世界。

12.
历史上的盲人

结合教学内容 防盲治盲。

案例教学目标

古今中外，眼盲的杰出人物数不胜数，像左丘明、师旷、弥尔顿等，他们在某一领域的贡献甚至影响到中外历史的发展进程。通过对历史上盲人的介绍，引导学生意识到社会需要关注、关心视障群体，作为一名医学生更应看到视障群体的需求，为其提供帮助，同时也要学习他们身残志坚、自强不息的精神。

案例内容

盲人生活艰辛，但不乏对人类有较大贡献者。历史上有部分人或先天或后天致盲，他们在古代称为“瞽矇”。“瞽，鼓也。瞑瞑然目平合，如鼓皮也。矇，有眸子而失明，蒙蒙无所别也。瞍，缩坏也。”瞽，为眼睛睁不开，如鼓皮蒙在眼睛上；矇，是有眼眸，却看不见，模模糊糊，类似于今日医学上称为“白内障”的疾病。

“瞽矇”可简单理解为“盲人”，视力有问题的人。“盲人”虽视力有问题，但相应的记忆能力十分发达，所以“盲人”在“乐”与“史”上起到传承的作用，当然这种“传承”不是指“书籍”，而是指“口口相传”。我国第一部古典散文集和最早的历史文献《尚书》记录有“瞽奏鼓”，乐师是盲人的职业之一。

左丘明（约公元前 556 年—公元前 451 年）与孔子同为春秋末期人，二人关系密切，晚年盲眼，被称为“盲左”，写出著名的史书《左氏春秋》（简称《左传》）。左丘明能作《左传》《国语》，不是指左丘明亲自“写”，而是左丘明在一旁“唱”，一些史官（学子）在下面记载，或者又有盲人史官在旁边学。中国历史的最初记录就是靠着这群“瞽矇”口口相传记录下来的。

原始社会，生产力水平低下，先民们依靠自然界生存，又时常受到大自然所带来的生存危机。由此，先民们对自然界充满着幻想，相信其中有一种“神秘力量”主宰着一切。先民们想要了解或者沟通这股力量，第一个想到的事物是声音，这是“乐”的由来。英国人类学家马林诺夫斯基说：“声音的效力是对于模仿自然界的声音，如风吼、雷鸣，以及各种动物的呼号之类。这些声音是某种现象的符号，被赋予了连接天地、维系文化传承的象征意义。”由“乐”而来就是“舞”，先民们以“乐”与“舞”为巫术活动的一种媒介，用它们去沟通“上天”，这种行为也可称为“祭”。

瞽矇受身体所限，不一定参加“舞”，但“祭祀”上的“乐”却离不开他们，因此瞽矇不光是“掌乐者”，还具有巫师的身份。在巫术（祭祀）活动中，除了有乐器的演奏及舞蹈以外，巫师（瞽矇）们往往还口中念念有词。他们所念之词或许是对某一事件的描述，或许是神话历史，也或许是圣王世系的谱牒……久而久之，这些念词经过流传和发展，便成了早期的历史——类似西方文化中的“史诗”。

到了商朝，生产力进一步发展，由于社会分工上的进步，瞽矇已经成为宫廷中的专职“乐官”。商朝的“乐官”不只是具有“神职”占卜的属性，还承担文化教育的责任。《礼记》中也有这样的记载：“殷人设右学为大学，左学为小学，而作乐于瞽宗。”商人以右为尊，将大学设在西郊，也叫右学，所以又说“殷人养国老于右学，养庶老于左学”。在商人眼中大学与小学是相对应的，大学养“国老”，小学养“庶老”。

到了周代，“瞽矇”朝着两个方向发展，一个是“史”家方向；另一个是音乐类的“乐师”方向。如《史记》中记述：“故天子听政，使公卿至于列士献诗，瞽献曲，史献书，师箴，瞍赋，矇诵，百工谏，庶人传语，近臣尽规，亲戚补察，瞽史教诲，耆艾修之，而后王斟酌焉，是以事行而不悖。”其中的“瞽矇”因为知道远古歌谣史事，再加上要记录各统治者的具体事件，所以在“文盲”遍地的古代，是难得一见的“文化人”，因此很多事周王要问瞽矇以衡量得失，瞽矇也在其中对周王进行劝谏。

而在“音乐”方面，《诗经》中记述：“有瞽有瞽，在周之庭。设业设虡，崇牙树羽。应田县鼓，鞉磬柷圉。既备乃奏，箫管备举。喤喤厥声，肃雍和鸣，先祖是听。我客戾止，永观厥成。”这是周代祭祀仪式上，瞽矇演奏的记载，这是一种十分严肃的仪式，类似于现在佛道中的“念经”声，非常正式，但十分无趣。

师旷是位“盲臣、瞑臣”，精音乐，善弹琴，辨音力极强。《史记》说他：“冀州南和人，生而无目。”晋平公问于师旷曰：“吾年七十欲学，恐已暮矣。”师旷曰：“何不炳烛乎？”平公曰：“安有为人臣而戏其君乎？”师旷曰：“盲臣安敢戏其君乎？臣闻之，少而好学，如日出之阳；壮而好学，如日中之光；老而好学，如炳烛之明。炳烛之明，孰与昧行乎？”平公曰：“善哉！”

子夏和老师孔子曾经讨论《诗经》，问曰：“‘巧笑倩兮，美目盼兮，素以为绚兮’。何谓也？”孔子曰：“绘事后素。”曰：“礼后乎？”孔子曰：“起予者商也，始可与言诗已矣。”但正是这个曾经讨论“美目”的子夏因为儿子去世而哭瞎了眼睛，“丧其子而丧其明”《礼记》。

在“春秋时期”，各国都“僭礼作乐“，以音乐来娱乐自己，特别是对于君主们来说，所以作为“乐工”的瞽矇就更加朝着低贱的“乐工”发展；而另一类以“史”为主的瞽矇，一方面兼顾记录“历史”的责任，还兼顾“教育”的功能，而春秋“礼崩乐坏”下，这群“知识分子”分散到民间，知识从贵族跑到民间，从上到下，由此产生出各种各样的书籍与各式各样的人才。

英国诗人、政论家弥尔顿（John Milton），44 岁时可能因近视导致视网膜脱离双目失明，后因政见不同被捕入狱，释放后专心写诗，共写出 3 首长诗：《失乐园》《复乐园》和《力士参孙》。其作品对 18 世纪英国古典主义文学有巨大影响，恩格斯评价弥尔顿是 18 世纪启蒙思想家的“老前辈”。

美国著名女作家、教育家、社会活动家海伦·凯勒（Helen Keller），出生后一岁半月因病失去视力和听力，以惊人的毅力学习，接受教育，1899 年考入哈佛大学拉德克利夫女子学院，创作 14 本著作，代表作有著名散文（自传）《假如给我三天光明》。海伦·凯勒在国际狮子年会上发表演说，要求狮子会成为“协助失明人士战胜黑暗的武士”。海伦凯勒国际（Helen Keller International，HKI）于 1915 年创建，宗旨是协助政府开展防盲，着重于融入社会主流的盲童教育以及使成年盲人得以独立生活的康复等工作。著名作家马克·吐温说：“19 世纪出现了两个了不起的人物，一个是拿破仑，一个就是海伦·凯勒。”美国《时代》周刊评选海伦·凯勒为“20 世纪美国 10 大偶像之一”。

海伦·凯勒著作名句：

黑暗将使人更加珍惜光明，寂静将使人更加喜爱声音。

世界上最美丽的东西，看不见也摸不着，要靠心灵去感受。

像明天就要失去那样去利用你的眼睛。

只要朝着阳光，便不会看见阴影。

思政切入点

顽强自立

从左丘明到师旷，从弥尔顿到海伦·凯勒，历史上不乏眼盲却为人类文明做出杰出贡献的历史人物，从他们的身上我们看到了顽强拼搏的精神，他们身残志坚、向阳而生，这些都是我们新一代青年应具备的时代精神。

第二章

眼科人物

医学事业的发展是一代代医学人辛勤开拓、锲而不舍推动的结果，他们为了人类健康和医学进步奉献青春、奉献生命，从他们身上我们看到了博爱、奉献、勇于拼搏的医者精神，这些都是医学生在成长路上应具备的医学素养。本章节介绍的都是重要眼科人物。他们的事迹充分体现了家国情怀、科学精神、奉献精神和医者精神等。在将课程思政与专业教学相融合的过程中，用优秀的医学人物激励和感染学生，引导学生树立为祖国医学事业奋斗终身的理想抱负，努力践行成为一名为国家和人类健康事业献身的卓越医学人才。

1.

我为主席做手术——国医大师唐由之

结合教学内容 晶状体病（白内障）。

案例教学目标

伟大领袖毛主席患白内障后在中西医手术治疗方法之间坚定地选择中医金针拨障术，由中医眼科大师唐由之行手术，术后视力恢复明显；在这之前，唐由之先生在传统的金针拨障术基础上进行传承和创新，发明了“白内障针拨套出术”，这种手术比起一般的西医手术而言用时短，切口小，不需要缝针。除了毛主席，唐由之已经为普通百姓成功操作了数千例该类型手术，之后，他还为柬埔寨宾努亲王等多国政要进行过金针拨障术。通过本案例让学生深刻体会中医切实的有效性，激发学生对中医眼科的崇尚之情，树立学生的中医自信。

案例内容

国医大师唐由之先生是我国中医眼科领域里程碑式的人物，他是我国中医眼科、中西医结合眼科的学术带头人，在国内外眼科学术界享有盛誉。他对眼科领域中的难治病种应用现代化的手段进行临床和实验研究，运用中医眼科理论辨证论治，在白内障、青光眼、老年性黄斑变性及视网膜色素变性等疾病的临床诊疗方面积累了丰富的经验，在中医眼科学术理论方面具有较多的创新观点。在科研、临床、教学等领域建树颇丰、硕果累累，承担多项国家级及部级课题，曾获国家科技进步奖二等奖及多项部级科技进步奖，享受国务院政府特殊津贴，被授予“中青年有突出贡献专家”“全国卫生文明先进工作者”等荣誉称号，2009 年荣获“中央国家机关五一劳动奖章”，为我国中医界首届“国医大师”。唐由之先生更为人所知晓的是在周恩来总理主持下，曾为毛泽东主席及柬埔寨前首相宾努亲王等国内外领导人成功地做了白内障手术。

在毛泽东被白内障夺去视力的年头，周恩来同志曾主持召开两次政治局扩大会议，商讨如何尽快恢复毛泽东的视力。经过周恩来、邓小平等同志的缜密考虑，最终决定由著名中西医结合眼科医生唐由之主刀。唐大夫也不负众望，手术非常成功。虽然手术只有短短十分钟，可围绕这场手术，还有许多故事。

作为中央指定的主刀医生，为说服毛泽东接受手术，唐由之用尽了浑身解数。唐由之曾尝试，轻轻托着毛泽东的大手，将它握成拳头，用拳头比作眼球，向他讲解手术将在哪里进针。毛泽东听后没有说什么。唐由之于是又另辟蹊径，找到白居易写的一首与治疗眼病相关的诗，念给毛泽东听："案上谩铺龙树论，盒中虚撚决明丸，人间方药应无益，争得金篦试刮看。"毛泽东听了，自然懂得诗中之意。原来白内障发展到一定程度，便无药可医。古人用金针一拨，如日当空，豁然明朗，何况现在医学更为先进。终于在唐由之的耐心讲解下，毛泽东对眼科手术不再排斥了。

既然主席已经同意做手术，了解自己患者的情况便是医生必须做的事情。"主席，我要对您的饮食起居进行24小时的观察。您同不同意啊？"他问毛泽东。毛泽东哈哈笑了："为什么要这样观察呢？""您不是教导我们没有调查就没有发言权吗？我不了解您的生活情况，就做不出合适的计划来。""哈哈……"笑声代表了毛泽东的认同。

一天，毛泽东正在进餐，唐由之在一旁观察。"您又来看我吃饭啦？"毛泽东一边吃，一边跟他搭讪。"是的。"回答的同时，他发现主席餐桌上的菜式基本不变：清蒸的武昌鱼，一小碗青菜，三片白切肉加一小碟加了香油的酱油，一碟辣椒酱，两小碗米饭。他知道主席的吞咽有障碍，他要了解这些情况，以便进一步考虑：如何避免手术后这些情况的发生；一旦发生，怎样用最快的方法解决。

"你吃辣椒吗？"毛泽东接着又问。

"我不会吃辣椒。"唐由之如实答道。

"不吃辣椒不革命。吃一点。"毛泽东说。

"哎哟，真辣！"唐由之吃了一口后叫道。

"哈哈！辣椒是个好东西啊，你吃得还不够。辣椒也可换外汇，我们每年要向印尼出口好多吨辣椒。"毛泽东大笑。

手术的日子到了，在用毛泽东的书房临时改造成的手术室里，每个人都在紧张地准备着。周总理、邓小平等也已等候在窗外。"你去放那首《满江红》。"毛泽东靠在手术椅上对秘书说。医生给毛泽东戴上了唐由之设计好的无菌帽。"哈哈！这下子我成什么了？是不是像个老和尚啊？"毛泽东反倒跟医生护士们开起了玩笑。这一句话顿时让大家紧张的情绪减轻了许多。

"主席，我要给您点药水。这个药水是给您的眼睛做表面麻醉，同时把您眼睛里的泪水、不洁的东西冲掉。不时会有水流下来，如果流到嘴巴里，是咸的。我们都消过毒，没问题。"唐由之轻声地说着，实际上，他已经拿起手术刀，动手做开了。

这个手术唐由之重复过上千次。十分钟后，唐由之用纱布包好主席的眼睛，轻声地说："主席，手术已经做好了。""这么快？我还以为你没开始做呢。"主席非常意外。

当天晚上，喜出望外的毛泽东双眼隔着厚厚的纱布，挥笔盲写下了鲁迅的《悼杨铨》一诗送与唐由之："岂有豪情似旧时，花开花落两由之。何期泪洒江南雨，又为斯民哭健儿。"原来，他从唐由之的"由之"二字想到了这首诗。82 岁，思维竟还如此敏捷！

1978 年，担任中国中医研究院副院长后的唐由之，早已名扬四海、桃李天下，但他依然忧心忡忡，一直惦念着振兴中医眼科，为未来再做几件事：一是建设一所眼科医院；二是组织中华中医药学会眼科分会；三是组织中国中西医结合学会眼科专业委员会；四是创办一本杂志，即《中国中医眼科杂志》。唐由之永远谨记老师陆南山的传承教导，心系中国 960 万平方公里上的无数亟待重见光明的期盼，更有绵延千年亟须与时俱进的中医传承，一切都时不我待。于是，唐由之又开始忙碌了起来，先是以自己的名义直接向卫生部部长崔月犁写了一份《关于筹备建设中国中医研究院眼科医院的请示》，历经各项程序后，1994 年 9 月 30 日，中国中医研究院眼科医院终于宣告成立，此后经过 7 年多方奔走资金终于到位，2001 年 3 月 28 日，医院综合大楼奠基仪式举行，唐由之发言时说了这样一句话："我们本着毛泽东同志所说的'古为今用、洋为中用、推陈出新'的思想，努力在中医眼科工作中有所创新、多出人才、多出成果，促进中医眼科现代化。"

1979 年，唐由之加入了中华医学会眼科学会（后改为眼科分会），这个学会是以西医为主，为了进一步促进中医眼科学术交流活动，经过多年的努力，终于在 1985 年 10 月 28 日成立了全国中医眼科学会（后改为中华中医药学会眼科分会）。1988 年 9 月 10 日，他又在北京成立了中国中西医结合眼科学会（后改为中国中西医结合学会眼科专业委员会），并相继举行了多次相关会议，从而促进了中医、中西医结合眼科事业的迅速发展，两个学会也从最初规模有限成长为今天的全国性规模，影响巨大。

为了给眼科工作者，特别是从事中医眼科、中西医结合眼科专业的医师搭建一个平台，方便学术交流，唐由之在 1985 年提出创办专业学术刊物的设想，经过 5 年筹备，终于得偿所愿。1991 年创刊《中国中医眼科杂志》，重视理论与实践相结合、普及与提高相结合，本着学术上实行百花齐放、百家争鸣的方针，稳步发展。从最初普刊成长为核心期刊，从最初的季刊发展为月刊，影响因子逐年攀升，如今，已成为中医眼科、中西医结合眼科领域学术交流的重要平台。

2022 年 7 月 28 日 3 时 22 分，唐由之在北京逝世，享年 97 岁。唐由之一生“内方外圆、积极进取”的治学态度，“学思结合、用心感悟”的治学理念，“脚踏实地、开拓创新”的治学精神，都值得后辈学习。前卫生部部长高强在唐由之从医 60 周年庆典上说唐由之老师弘扬我国大医精诚的优良传统，爱岗敬业，诚实守信，扶危济困，治病救人，全心全意地为患者服务，不仅在学术上取得了突出的成就，也得到了国内外各界人士的高度赞扬，大家尊称唐由之老师为医学大家，他不亏、不愧这个称号。

参考素材

中华中医药学会眼科分会，《中国中医眼科杂志》编委会 . 深切缅怀现代中医、中西医结合眼科开创者和奠基人国医大师唐由之 .[J] 中华中医眼科杂志，2022 年。

思政切入点

1. 爱国精神

担任中国中医研究院副院长后的唐由之，早已名扬四海、桃李天下，但他依然忧心忡忡，一直惦念着振兴中医眼科，心系中国 960 万平方公里上的无数亟待重见光明的期盼，更有绵延千年亟须与时俱进的中医传承，一切都时不我待。1994 年 9 月 30 日，中国中医研究院眼科医院宣告成立，唐由之说：“我们本着毛泽东同志所说的‘古为今用、洋为中用、推陈出新’的思想，努力在中医眼科工作中有所创新、多出人才、多出成果，促进中医眼科现代化。”这体现了他对祖国和中医的忠诚与热爱、与国家民族命运休戚与共的信念以及为祖国健康事业发展而奋斗的责任担当。

2. 科学精神

唐由之对眼科领域中仍属难治的病种，应用现代化的手段进行临床和实验研究，运用中医眼科理论辨证论治，在白内障、青光眼、老年性黄斑变性及视网膜色素变性等疾病的临床诊疗方面积累了丰富的经验，在中医眼科学术理论方面具有较多的创新观点。

3. 拼搏精神

1952 年，唐由之考入北京大学医学院（北京医学院），并在求学中坚持中医现代化之路，提出了“金针拨障术现代化”的论文方向，并获得眼科老师毕华德的肯定。毕业后，进入中医研究院，从组织学、解剖学入手反复试验，终于获得突破并取得成功。1985 年，唐由之主持的“中西医结合白内障针拨套出术研究”项目获得国家科技进步奖二等奖。不仅如此，唐由之在中医抗青光眼手术上创新提出“睫状体平坦部滤过术”治疗难治性青光眼，获得了较好的临床疗效。更重要的是，在学术理论上有较多创新，他提出眼底病辨证以“气血理论”为依据，辨证与辨病相结合的中西医结合的诊治模式，治外障祛邪不忘固本的学术思想，对中医眼科望诊的发展、眼局部辨证与整体观念相结合、眼科血证、衷中参西等方面，都做出了杰出贡献。这些都充分体现了他拼搏奋斗的精神。

2.

世界首张对数视力表设计者——视光学奠基人缪天荣

结合教学内容

屈光不正。

案例教学目标

几乎每个走进眼科诊室的人都曾认真地凝视过那张《标准对数视力表》，因为判断视力是 1.0 还是 0.1 就靠它。然而很少有人知道这张《标准对数视力表》的设计者是缪天荣，记录视力的方法也是他发明的“五分记录法”。本案例结合历史及时代先锋中的医学人物及医学事迹，培养医学生探索创新、求真务实的科学精神。

案例内容

1913 年 12 月，缪天荣降生在赫赫有名的“大夫第”之后，初中就读于瑞安中学。缪天荣的祖父热心于地方上的慈善事业，修桥、铺路、办学校，花光了全部积蓄，以至于缪天荣读初中时，竟然没钱交纳学费被迫辍学。缪天荣长子缪晓胜至今还记得父亲讲述的一件儿时心酸事：因为没交学费，老师不让他进教室听课，小天荣站在教室外伤心落泪……回家后，酷爱读书的天荣恳求母亲去帮他借学费，才算读完了初中。

初中毕业后，家里自然没钱让他继续读高中。幸好亲戚林同庄在杭州任职，介绍他去杭州读浙江大陆高级测量学校。一年后即毕业开始工作，薪水拿到手就赶紧全部寄回家，以此维持母亲和 5 个弟妹的生活。他知道，每个月估计钱快到的日子，母亲会早早站在村口眼巴巴地等着邮差，他自己再打点零工赚点小钱维持生活。缪天荣在土地局做测量员，用的仪器都是德国的，说明书自然也是德文。他小学时学的是英文，虽然并不太喜欢，但基础不错。德文却是从来没碰过，于是业余时间开始自学德文。他在测量中还要用到三角函数的知识，于是又自学了高中数学。工作后经济独立了，想要读大学的念头时时在脑子里回旋。多年后，提及当年放弃测量工作的缘由；缪天荣调侃地说："可测量的土地都测量完了，我们所学的就派不上什么用场了，于是我决定换个工作。"这段经历培养了他严谨细致的工作作风，为其日后的科研态度奠定基础。

1931 年缪天荣报考浙江省立医药专科学校，次年被录取。1932 年，酷爱数学和外语的缪天荣成了浙江省立医药专科学校的学生。医专读书的生活很艰苦。学校没有宿舍，大部分同学都住在附近的尼姑庵里，一间房一个月三块钱。缪天荣和另外一个同学合住，房间局促，光线阴暗。忆及那四年的求学生涯，缪天荣总结道："条件很艰苦"，但"学得有意思"。他特别珍惜这来之不易的学习机会："在校只拼命读书，甚至戒看报纸、戒看小说、戒走围棋，以免浪费时间。"时间在他眼里太宝贵了，分秒必争，每天花十几个小时看专业书，每个星期天也基本都不出去，自己捧着厚厚的书本，一心学习。除了医学专业之外，缪天荣觉得两样东西一定要学好：一是外语，对学西医的学生来说，外语非常重要，在校期间他自学德语、日语、英语，为后续研究打下语言基础。另一个是数学。因此有空他就找数学方面的书看，而且拼命学德文、日文，同时改变了小时候不喜欢英文的想法——事实证明，这些奠定了他日后成就的基础。

医专毕业后，正逢抗战爆发。缪天荣先后辗转于国民革命军第 22 军第 50 师、成都航空委员会空军军医训练班、成都三大学联合医学院等处。随部队过着居无定所的生活时，他不管走到哪里还是随身带着书，一有空闲就拿出来看。1945 年，在成都三大学联合医学院边工作边进修的缪天荣获得医学博士学位，此时他已专注于临床眼科的知识技能和学术研究。抗战胜利后温州和平解放，应瓯海医院（温州医科大学附属第一医院前身）聘请，缪天荣先后两次在家乡工作，出任瓯海医院眼科主任。1953 年浙江医学院开设眼科系，缪天荣被调至浙医任教。1958 年浙江医学院一分为二，部分教工、仪器设备迁到温州成立浙江第二医学院（不久即改名为温州医学院），正当壮年的缪天荣和夫人吴性慧作为首批赴温的教职员工，举家南迁回到温州，参与了温州医学院艰难创业的历程，在家乡度过了学术生涯中最辉煌的岁月，亦成为该校眼科学科奠基人。1952 年，中华医学会第九届大会通过使用《国际标准视力表》，我国开始全面采用小数制视力表。但在实践中，专业人士发现这种小数制视力表存在不少缺陷。比如，从 0.1 升一档是 0.2，从 0.9 升一档是 1.0，可是前者视力相差一倍，而后者视力只上升了 10%。实际上在 0.1 和 0.2 之间可能存在多种不同水平的视力都给一笔抹杀了，从而影响检测科学性。缪天荣对当时通用的视力表产生了深刻的质疑，于是查阅了世界各国研制的几乎所有的视力表，整理归类后发现了症结所在。他意识到，作为人类感觉器官之一的视力，也符合心理物理学定律 Weber-Fechner 法则。就是说，人类的视力是和视标大小的对数值对应的。于是他设想发明一种基于此法则的科学的视力表。同时他还提出新型的“五分记录法”，能全面、科学、合理地反映所有的视力，视力记录再无须标注“数指”等文字。更重要的是，视力的五分值同时解决了视力的统计问题，直接进行求平均值等各种计算即可，解决了以前视力统计要经过换算的麻烦。

《标准对数视力表》从研究到实施经历了几十年。为了核对每一个数字，缪天荣翻阅了无数材料。受学院指派，王勤美协助缪天荣编写国家标准，从第五、六稿到后来发布实施以至推广使用，1989 年下半年到 1990 年上半年，半年多时间，他几乎天天到缪教授家“上班”。在谢池巷的老房子里，两人面对面坐在大桌子前。王勤美称这段身传面授的宝贵经历，使他有幸成为缪天荣的“门外弟子”，“对我以后的治学之路产生了极大的影响”。在整个编制国家标准的过程中，王勤美感受最深的是缪天荣对科学的严谨态度。“每一句话都反复推敲，每一个数据都反复查证。常常是他讲了一层意思，我写好句子，他一看表达不贴切，再讲再议再改，反复好几次，有时一句话要写一个上午。”缪天荣曾经拿出全世界最具权威性的一套眼科全书《Duke-Elder 眼科全书》第七卷，翻开来告诉王勤美，他在其中找出了 50 余处错误。和缪天荣共事过的人无不叹服他的认真严谨。缪晓胜至今仍珍藏着父亲留下来的手稿、讲义、笔记本等。翻开纸页，米粒大小的字清晰工整，仿如印刷体，简直让人不能相信这竟是手写的笔迹。页面间往往还配有插图，每根线条都整整齐齐，每个数字都端端正正，有的文字下还画着醒目的红线。见过其中光学笔记的王勤美感叹地说：“这是我见过的最精致、最细致的笔记。”

把眼科学和光学结合起来，是缪天荣研究的突破点，也为温州医学院眼视光事业的发展奠定了扎实的基础。因为对眼科光学原理理解得透彻，缪天荣设计出我国第一台裂隙灯和眼底镜。眼科诊疗首先要靠检查，仪器设备非常重要。而眼科最常用的设备就是裂隙灯显微镜和眼底镜。当时的裂隙灯显微镜都是国外生产的。缪天荣下功夫剖析了国外的产品，1973 年，在他的直接指导下，苏州医疗器械厂造出了我国第一台裂隙灯显微镜和眼底镜，填补了国内眼科器械空白。1977 年，在他的倡导下，又和同事们一起自行设计了供基层使用的简便型裂隙灯显微镜。同时他还根据个人眼科临床经验，结合眼科光学专业知识，设计了具有许多独到之处的现代化检眼镜。后在永强找到一家很小的乡镇工厂投入制造，生产的“猫头鹰”牌检眼镜很受欢迎，产量一度占全国同类器械总数的百分之七十。

缪天荣生命的最后两年，因肺纤维化日益严重，呼吸困难，常常要吸氧。2004 年，《标准视力对数表》进行修订时，年逾九十的缪天荣插着氧气鼻管，还坚持参加各种讨论会。2 月份住院前他刚刚完成了 3.8 万字的论文《论对数视力表及五分记录法》，打印稿他已反复校对过好几遍，一个个标点、错字都被他细心地划出来。“要把论文发表出去，让更多的人了解《标准对数视力表》的作用，这是我毕生未完的心愿。”4 月 11 日，缪天荣病逝，其遗物（如手稿、自制仪器）被家属捐赠给温州医科大学，收入校史博物馆。弥留之际，他仍对子女反复叮咛。缪天荣常常对自己的研究生瞿佳说，自己能活到九十多岁，就是对数视力表的事情还未完全落实而不愿驾鹤西去。缪晓胜说：“感觉父亲从没退休过，一直在工作着。”

缪天荣的一生，既展现了从土地测量员到医学宗师的传奇跨越，也诠释了科学探索与人文关怀的深度融合。他不仅革新了视力检测体系，更以严谨治学、无私育人的风范，为中国眼视光学领域奠定了国际领先地位。其名言“天赋天资天荣赐天下一派光明，荣国荣家荣民使地上万物生辉”，恰是对其毕生追求的最佳注解。

参考素材

温州医科大学新闻网：视力表发明者”缪天荣原始资料首度公开。2017 年。

思政切入点

1. 创新精神

缪天荣发明标准对数视力表，并提出新型的“五分记录法”，能全面、科学、合理地反映所有的视力，视力记录再无须标注“数指”等文字。更重要的是，视力的五分制同时解决了视力的统计问题，直接进行求平均值等各种计算即可，解决了以前视力统计要经过换算的麻烦。

2. 严谨的科学精神

缪天荣留下来的手稿、讲义、笔记本中，米粒大小的字清晰工整，仿如印刷体，简直让人不能相信这竟是手写的笔迹。页面间往往还配有插图，每根线条都整整齐齐，每个数字都端端正正，对每一句话都反复推敲，每一个数据都反复查证，这些无不体现了他严谨的科学精神。

3.

衣原体之父
——汤飞凡

结合教学内容

结膜病。

案例教学目标

汤飞凡这个名字在20世纪中期曾响震海内外，他是中国第一代病毒学家，也是最早研究支原体的微生物学家之一，被称为生物界的杨振宁。他一生建树无数，他研究出了中国自己的狂犬疫苗、白喉疫苗、牛痘疫苗、黄热病疫苗，和世界首支斑疹伤寒疫苗，并将沙眼发病率从将近95%降到了10%，丰功累累，堪称“国之瑰宝”。对于医学生而言，科学精神和奋斗精神至关重要。此外，汤飞凡放弃留在哈佛大学的机会回到战乱中的中国并为国家的医学发展做出卓越贡献的事迹，更是将家国情怀和民族自信植入学生心中。

案例内容

如今，很多人不知道他的名字，但他不应该被忘记。因为他，让当时羸弱的中国拥有了世界上最先进的疫苗，他是中国第一代医学病毒专家，中国免疫学奠基人。他曾成功遏制1950年华北大范围的鼠疫，拯救千万人免于死亡。他被公认是世界“衣原体之父”，我国“疫苗之父”，曾经离诺贝尔奖最近的中国人——汤飞凡。

1897年7月汤飞凡出生于湖南醴陵西乡汤家坪，祖辈多是读书人。汤飞凡出生时，家道中落，父亲汤麓泉设私塾来维持家计。12岁时汤飞凡进入长沙城南小学堂学习，毕业后追随二哥考入湖南甲种工业学校金工科学习。1914年暑假，他在邻县萍乡煤矿观摩时与湘雅医学院创建人颜福庆及助手相遇。颜福庆很喜欢这个好学的孩子，告诉他长沙即将成立湘雅医学专门学校，欢迎他去报考。于是，17岁的汤飞凡弃工学医，报考湘雅。从此开始他漫长的求学之路。20世纪初叶，全世界迎来微生物学发展的黄金时代，传染病的致病菌被一个个地发现。汤飞凡认为这是解除人类疾病的治本之法，对当时国际顶尖微生物学家巴斯德（法国）和科赫（德国）非常崇拜。日本的北里柴三郎被称为“东方的科赫”，汤飞凡说：“中国为什么不能出一个‘东方的巴斯德’呢？”他暗下决心，要终生从事细菌学研究，立志做“东方的巴斯德”。

24岁时，汤飞凡从湘雅医学院毕业，同时获得哈佛医学院奖学金，赴美深造，成为第一个投身病毒学研究的中国人。在哈佛的三年里，他的工作主要是研究病毒学实验方法。他与同事们在病毒学发展的早期重要的贡献包括用物理方法证明了病毒是可过滤、能离心沉淀、能自我复制、有生命的寄生于细胞内的微生物。他们还研制成功第一代微孔滤膜，用于测定出各种病毒的大小。毕业时，哈佛导师强烈要求汤飞凡留在哈佛。优渥的生活条件，得天独厚的研究条件，以及病毒学研究刚刚掀开的无比宽阔的视野，有强大的吸引力。可就在这时他收到了来自祖国的一封信，彻底改变了他之后的人生轨迹。1928年，他收到恩师颜福庆的来信，希望他能够回国，创办属于中国人自己的医学教育体系。恩师在信中没有许诺，只是如实列出在当时旧中国创办医学院的种种困难，同时充满着对他的殷切希望。这封开诚布公的信，使学成后的汤飞凡改变了主意，他选择拒绝哈佛提供的机会，毅然决然地回到祖国。

1929年，汤飞凡携家属回国并担任中央大学医学院的老师，并且成立了细菌系。这一专业刚刚成立，没有实验室，没有教师，甚至连课本都没有，这一切都是汤飞凡亲力亲为，他甚至拿出了自己的设备供学生使用。1937年“七七事变”后，日军开启了全面侵华战争。同年8月13日，淞沪会战打响，当时汤飞凡就在战况最激烈的上海。当时国内时局动荡，根本没有稳定的环境提供给汤飞凡做研究。这个手无缚鸡之力潜心在象牙塔里研究的知识分子跑到了战火前线，重建中央防疫处。作为一名国际知名科学家，他怀抱着强烈的爱国主义精神，与妻子一起参加了淞沪会战的前线医疗救护队，伴随日军猛烈的炮火与朋友们的劝阻，他留下一句颇为冷幽默的话：“我干这个最合适，因为目标小，炮火打不中我。”

在艰苦条件下，汤飞凡克服了种种困难开始疫苗和药物研制工作，研发生产出了符合国际标准的中国疫苗。汤飞凡团队先后研发了牛痘疫苗、狂犬疫苗、白喉疫苗、卡介苗和斑疹伤寒疫苗等多种疫苗及青霉素等药物，挽救了无数遭受病毒感染的战士和平民。

1942年，在滇缅战场作战的盟军发现天花病例，当他们得知近在昆明的“中央防疫处”刚刚研究出牛痘疫苗新的生产方法这一情况后，即刻派专人前往。经考察后不仅决定立即使用中国的牛痘疫苗，而且其他疫苗和血清也不再越洋输送，都改由“中央防疫处”供应。在解放战争时期，汤飞凡还曾带领同事们生产了 10 万份牛痘疫苗，秘密支援解放区。中华人民共和国成立初期，汤飞凡改进生产方法，快速研制出大量优质的牛痘疫苗，并推动全国普种牛痘，使中国成功根除天花，领先世界其他国家近 20 年。正是因为汤飞凡在免疫学领域的卓越成就，他被后人尊称为“中国疫苗之父”。

1954 年，沙眼病流行极广。世界卫生组织估计全球六分之一的人患沙眼，高发区因此失明的占人口总数 1%，视力严重受损的占 10%。中国沙眼发病率 55%，致盲率 5%，边远农村患病率达 80% ～ 90%，所谓十眼九沙。研究沙眼病原体，从而找到预防治疗的方法，在当时的确是一项非常有意义的工作。汤飞凡从 20 世纪 30 年代就开始研究沙眼。他做了几百次的细菌分离，未能分离出日本科学家野口英世声称的颗粒杆菌，否定了其颗粒杆菌致病说。20 世纪 50 年代后，汤飞凡重启中断的沙眼研究，这一研究在科赫法则下严格进行。整整一年的时间，汤飞凡每周都带着助手在同仁医院沙眼门诊工作半天，一共采集了 200 例典型沙眼病例样品，同时用恒河猴建立世界第一例沙眼动物模型。但经过 1 年的分离，采用当时各种病毒分离技术，无一成功。失败的情绪在所里蔓延，毕竟过去 70 多年，全世界科学家进行的研究，也同样无一成功。汤飞凡意识到，不能再重复别人的病毒分离方法，一定要走自己的路。1955 年，汤飞凡采用鸡卵黄囊分离的第 8 次试验，终于获得了成功。这株病毒就是著名的 TE8。为了能够证明提取的沙眼病原体能在人类眼睛中产生沙眼。汤飞凡决定进行人体试验，尽管人体试验的风险极大，他还是毅然地让助手将沙眼衣原体滴入了自己的眼睛。很快，他的双眼肿得像核桃一样，出现了明显的沙眼临床症状。冒着失明的危险，在随后的 40 天里，他坚持不做任何治疗，收集了一批十分可靠的临床数据。最终证实了分离出的沙眼病原体对人类的致病性，完全而彻底地为半个多世纪以来关于沙眼病原体的争论画上了句号，也成功研制出了疫苗。汤飞凡曾写了一篇研究论文《沙眼杆菌与沙眼之研究》。这篇论文推翻了“细菌病原说”并获得国际认可。1970 年，国际上将“沙眼病毒”正式改名为“沙眼衣原体”，汤飞凡成为国际公认的“衣原体之父”。

汤飞凡，中国第一代病毒学家，终其一生，都在为防治祖国乃至世界民众的疾病而努力，救人无数。汤飞凡对我国预防医学事业所做的贡献无疑是巨大的，他值得每一个中国人铭记在心！

参考素材

唐艺馨 . 汤飞凡——中国疫苗之父 [J]. 科技视界，2023 年。

思政切入点

1. 民族自信

汤飞凡成为名副其实的“衣原体之父”，他是迄今为止世界上发现重要病原体的唯一一个中国人，许多国家的实验室也把汤飞凡分离出的 TE8 病毒称为“汤氏病毒”。由于发现了沙眼病原体，沙眼的治疗与预防都有了科学依据。根据他分离出的 TE8 病毒，科学家们随后研制出了新的治疗药物，促使沙眼的发病率逐年降低。此后不到 2 年时间，中国的沙眼发病率降至 6% 以下，到如今这个病已经几乎绝迹，这是中国人的骄傲。

2. 家国情怀

面对美国提供优厚的物质条件和研究条件，从哈佛毕业的他可以继续留在美国，享受更舒适的生活。可为了创办属于中国人自己的医学教育体系，并为祖国的微生物科学尽一份力，汤飞凡下定决心回国，在战火年代与妻子一起参加了淞沪会战的前线医疗救护队，建立了中央防疫处。体现了他对祖国的忠诚与热爱、与国家民族命运休戚与共的信念以及为祖国发展而奋斗的责任担当。

3. 科学精神

汤飞凡敢于挑战权威，通过几百次的细菌分离却未能分离出日本科学家野口英世声称的颗粒杆菌，否定了其颗粒杆菌致病说。同时，在科赫法则下严格进行研究并采用鸡卵黄囊分离法最终获得成功，分离出著名的 TE8，充分体现了他客观严谨、求真务实的科学精神。

4. 奋斗精神

在艰苦条件下，汤飞凡克服了种种困难，研发生产出了符合国际标准的中国疫苗。汤飞凡团队先后研发了牛痘疫苗、狂犬疫苗、白喉疫苗、卡介苗和斑疹伤寒疫苗等多种疫苗及青霉素等药物，挽救了无数遭受病毒感染的战士和平民，体现了艰苦奋斗精神。

5. 奉献精神

为了能够证明提取的沙眼病原体能在人类眼睛中产生沙眼。汤飞凡决定进行人体试验，尽管人体实验的风险极大，他还是毅然地让助手将沙眼衣原体滴入了自己的眼睛。很快，他的双眼肿得像核桃一样，出现了明显的沙眼等临床症状。冒着失明的危险，他坚持不做任何治疗，收集了一批十分可靠的临床数据。最终证实了分离出的沙眼病原体对人类的致病性，完全而彻底地为半个多世纪以来关于沙眼病原体的争论画上了句号，也成功研制出了疫苗，体现了他为科学献身的奉献精神。

4. 眼科之父——郭秉宽

结合教学内容 中西医眼科学发展简史。

案例教学目标

郭秉宽被誉为“中国眼科之父”。他在沙眼普查的基础上首创以角膜血管翳为早期沙眼的诊断依据。20 世纪 40 年代在国内开展和推广角膜移植术。主编国内第一本中文版眼科学教材《眼科学》。中华人民共和国成立后一直在上海第一医学院附属眼耳鼻喉科医院工作，终生从事教学工作，开拓中国的眼遗传学研究，是中国眼遗传学的开拓者之一。本案例结合历史及时代先锋中的医学人物及相关事迹，培养学生为健康中国奋斗终生的使命感，培养医学生勤奋工作、认真负责的敬业精神。

案例内容

郭秉宽，原名郭奎中，英文名 Kuo Ping-Kuan。1904 年，郭秉宽出生在福建龙岩，1927 年赴奥地利留学，就读于当时有“眼科医生摇篮”之称的维也纳大学医学院，1934 年以优异的成绩完成学业并获得医学博士学位。此时正值抗日战争前夕，他辞去了可能留在欧洲工作的机会，毅然决定回到灾难深重的祖国，加入抗日救亡行列。1936 年，郭秉宽满怀“科学救国”的理想，从奥地利回到阔别 8 年的祖国，进入同济大学医学院任教。

1937 年 8 月 13 日，上海遭受日军的轰炸，他与同仁们创办战时的重伤医院，担任医务长。随后又带领 81 名自愿参加救护的人员，冒着生命危险，到达杭州笕桥，重建重伤医院。1938 年抗战期间，郭秉宽随同济大学医学院内迁至江西吉安，担任眼科主任和教授，因陋就简开展医疗和教学工作。1938 年秋，他应贵阳医学院之聘，到该地任教。贵阳作为大后方有一个相对安定的环境，此时郭秉宽才得以同患难与共的同事孙月衔医师结婚。郭秉宽写成的论文《关于弹道伤性视网膜脉络膜炎及对战时所习见的眼底外伤》，对及时发现及处理眼底外伤起了很大作用。抗战期间，他不畏生活的艰苦与工作的艰辛，辗转于桂林、贵阳、重庆等医学院校，任眼科教授与主任，在极其困难的条件下，继续从事他的医学教育事业，为国家培养眼科人才，郭秉宽在 1938 年至 1941 年这 3 年内培养的眼科专家中包括后来任职于天津医学院的袁佳琴、河北医学院的梁树今、湖南医学院的吴振中等。1941 年，郭秉宽到桂林省立医院工作，担任眼科主任，一年后开业行医以还清留奥期间所借债务。

1943 年 4 月初，郭秉宽携带眷属抵达重庆，担任重庆江北陆军医院眼科主任，同时兼任迁往宜宾的同济医学院和迁至重庆歌乐山的上海医学院的眼科特约教授。为了适应战时特点，他先后以连续四小时讲课的进度，在短短的一个月内，授完一个学期的眼科课程。与此同时，他积极开展临床研究，在对大量沙眼患者进行普查的基础上，在国内首先提出以早期血管翳作为诊断早期沙眼的依据，论文发表在美国眼科杂志上，获得国内外同行们的普遍重视。

1945 年抗战胜利后，郭秉宽受陆军医院院长兼国防医学院院长林可胜的指派，随军医考察团，由上海乘船赴美，先后在纽约市哥伦比亚大学眼科学院及纽约市曼哈顿眼库进修角膜移植的技术，学习结束前在 1948 年的 *American Journal of Ophthalmology* 上发表了有关角膜移植动物实验的论文。1946 年秋随团回国，在上海江湾国防医学院任少将军医级教授兼眼科主任。郭秉宽从美国归来后及时将学到的新技术应用于实际，他是中国最早开展和推广角膜移植的专家之一。1948 年底至 1949 年初，国防医学院奉命迁往台湾，郭秉宽拒绝随往。1949 年 4 月，他设法躲过特务的跟踪，迁入上海市区，仍然留在大陆。

1949 年 10 月，郭秉宽赴北京为任弼时紧急会诊，参与中央领导人的体格检查，受到周恩来总理和邓颖超的多次接见，周恩来对他说："你们既可为旧中国服务，同样也可为新中国服务，你们的技术应当是无阶级性的。傅连暲同志就是你们现成的榜样。"1949 年，郭秉宽接受上海医学院的邀请，担任医学院教授和附属中山医院眼科主任一职。抗日战争结束，尤其新中国成立后，郭教授更是意气风发，一心为加速发展我国的眼科事业而竭尽全力。

1952 年在党的领导下，郭秉宽与吴愈廉、王鹏万等耳鼻喉科教授共同努力，创建了我国第一所眼耳鼻喉科专科医院上海医学院附属眼耳鼻喉科医院，现为复旦大学附属眼耳鼻喉科医院，郭教授任副院长、眼科主任。并招收了第一届眼耳鼻喉专业班学生，他亲自为学生授课。教学要有好的教科书，当时国内还没有适合中文教学的眼科学教科书。郭秉宽参阅大量国内外文献，在自编眼科教学讲义的基础上，结合自己丰富的临床实践，于1950年出版第一版《眼科学》。后经三次大的修订和增补，在1964年出版第四版《眼科学》，成为当时国内每位眼科医生的必读书目。之后，郭秉宽将全部精力用于继续修订，完成了100万字的稿件。《眼科学》第五版出版，影响了整整几代眼科人。

在建立医院的基础上，又建立了眼科研究所，从事眼科的基础研究，在他的领导下，培养了大批遍及全国的眼科专业人才，其中不少是当地的骨干。郭教授的爱国情怀还体现在他积极参与国家大事，1956年，九三学社在上海第一医学院成立支社，郭秉宽在上医创始人、首任主任委员颜福庆的号召下加入九三学社，后任九三学社中央委员、上海市政协第一届委员等。通过这些参政议政活动，积极贯彻落实党的政策，传递知识分子的心声，架起党与知识分子间的桥梁，做好党的助手与诤友。

郭秉宽教授是位杰出的医学家与医学教育家。从医多年的生涯中，撰写了大量论文发表在中外杂志上。1941年通过眼外伤症状与眼底形态的观察，提出外伤性视网膜脉络膜炎的临床诊断依据。1946年首先提出以角膜上缘血管翳为诊断早期沙眼的重要依据。1945年从美国进修回来，就在国内开展角膜移植手术。在教学上，他才华出众，善于言辞，上台讲课从不带讲稿，滔滔不绝，讲到激动处，更是慷慨激昂，深深地感染了台下的听众。正是他的生动而又精辟的讲课，吸引了不少年轻的医学生，立下志愿将眼科选择为自己的终身职业。他擅长写作，他的著作《眼科学》不仅内容丰富，科学性强，且文字华丽、流畅，先后共出版了5版。在相当长一段时期内，成为我国眼科医生的主要高级参考书与经常被引用的经典著作。

他对学生，对年轻人无限关爱，不论是自己的学生或素不相识的眼科医生，有文章来请求他修改，或有著作要求他作序的，他都认认真真地对待。最令他的学生难忘的是他对学生的无私培养，他不妒贤忌能，毫不顾虑学生会超过他，总是悉心培养，还创造机会让学生们出国进修，对他们取得的成就，感到由衷地高兴，用他自己的话说就是“甘为人梯”，让年轻人踏在他的身上前进。他这样讲，也的确是这样做的。当他创建眼病理室时，让倪卓教授负责具体工作，当倪教授成为国内外知名的眼病理学家时，郭老毫不居功自傲，相反还不时地向倪教授讨教眼病理的问题。郭秉宽教授高雅的气质与风度，流利的德语与英语，再加上他渊博的知识，无论在他出国访问或在国内接待外宾时，总是给外国专家留下极为深刻的印象，希望能与他继续保持交往与联系，郭老就利用这些渠道，选送他的学生出国学习，他先后选送了数十名年轻人到国外学习，使科内的学术水平得到进一步提高。

参考素材

王文吉.我国优秀的眼科教育家——忆郭秉宽教授[J].眼科学报，2002年。

思政切入点

1. 家国情怀

郭秉宽满怀“科学救国”的理想，在抗日战争前夕辞去可能留在欧洲工作的机会，毅然回到灾难深重的祖国，加入抗日救亡行列。为国家培养眼科人才，对学生，对年轻人无限关爱；同时通过参政议政活动，积极贯彻落实党的政策，传递知识分子的心声，架起党与知识分子间的桥梁，这些无不体现了他为祖国教育事业献身的家国情怀。

2. 敬业精神

在当时国内还没有适合中文教学的眼科学教科书的情况下，郭秉宽参阅大量国内外文献，在自编眼科教学讲义的基础上，结合自己丰富的临床实践，撰写并出版《眼科学》教材，影响了整整几代眼科人。这都体现了他勤奋工作、认真负责的敬业精神。

3. 奉献精神

郭秉宽长期致力于眼科的临床、科研、教学工作，积极参加各项社务工作，直到生命的最后一刻，体现了强烈的奉献精神。

4. 艰苦奋斗的精神

抗战八年中，郭秉宽不畏生活的艰苦与工作的艰辛，辗转于桂林、贵阳、重庆等医学院校，任眼科教授与主任，在极其困难的条件下，继续从事他的医学教育事业，为国家培养眼科人才。

5. 淡泊名利

他对学生，对年轻人无限关爱，不论是自己的学生还是素不相识的眼科医生，有文章来请求他修改，或有著作要求他作序的，他都认认真真地对待。他不妒贤忌能，毫不顾虑学生会超过他，总是悉心培养，对他们取得的成就，感到由衷的高兴。

5.

眼科圣手——陈达夫

结合教学内容

眼科疾病治疗概要。

案例教学目标

通过眼科圣手陈达夫先生的事迹，让学生们深刻感受到中医的切实有效性，提升学生的中医自信和民族自信，同时引导学生在未来的职业生涯中要始终怀揣着对医疗事业的热爱和对人文关怀的追求。

案例内容

陈达夫 1905 年出生于四川省西昌市一个中医世家，祖父和父亲都是当地名医。在父亲的严格要求下，他自幼熟记《黄帝内经》《难经》《神农本草经》《伤寒杂病论》和《金匮要略》等中医古籍，内、外、妇、儿科无不通晓。28 岁时，他在父亲的要求下，承袭父业，专攻眼科。他博采众长，融汇古今，治好许多疑难眼疾，历经 20 多年，陈达夫在四川一带无一不知，无人不晓，被人称为“眼科圣手”。

1956 年，已是当地名医的陈达夫调入成都中医学院，从事中医眼科的教学和临床工作。1978 年，他被授予中医学教授的职称，这是我国第一批中医学教授，同时，他还担任了眼科硕士导师。他通晓古今关于中医眼科的理论知识，在祖孙三代人的积累，特别是在长达几十年的临床实践中，他逐渐形成了自己独特的治疗方法。同时，他并不排斥西医，相反，他还吸收了很多西医的疗法。他创制的“金针拨障”的手术，在主要采用中医手法的同时，还采用了西医的消毒、麻醉等办法，达到取长补短，提高疗效的目的。他不仅医术高明，而且处处为患者着想，凡是慢性眼疾，他一般处以常服方，并细细嘱咐患者，因此深受群众赞誉。

1978 年，刚过了春节，他接诊了一个危急的眼病患者。一位 40 岁左右的农村妇女，左眼球突出如鸡蛋大，痛苦难忍，多次寻死，被家人救回，腊月三十还自尽未遂，弄得全家鸡飞狗跳，惶恐不安。后来慕名来到成都中医学院求陈老诊治。当时，病妇的儿女同来，见到陈老，双双跪下，恳请救母亲一命。陈老经过详细诊断，拆开纱布观察，然后安慰患者和家属，并将患者收治入院。在陈老的全力诊治下，患者一个月就康复出院。这仅仅是陈老多年行医生涯的一个片段，其实早在西昌行医时，就有“眼科圣手”之称。许多很难治的眼疾，比如视神经萎缩、炸伤、眼球外突、视网膜剥离等，他都有非常好的治疗方法，因此解除了无数人的痛苦。陈达夫治眼病极为强调整体观念，认为眼为五脏六腑之精华所注，必须从整体出发来认识和治疗一切眼病。他突破历代中医眼科以证命名立论的格局，将伤寒六经辨证与眼病具体特点相结合，提出了眼科六经辨证的理论和方法。一方面将散漫纷纭的各种眼病，统归于六经的节制下，另一方面以六经统率五轮、八廓、经络、脏腑、八纲等辨证方法，既提纲挈领、执简驭繁，又熔局部辨证与全身辨证于一炉，增强了眼科辨证论治的整体性和灵活性。

1978 年，陈老参加全国科学大会期间，不仅参加会议的代表经常请诊，而且北京的很多患者也慕名而来。后来，宾馆大门前的传达室，经常成了陈老临时接待患者的服务点。在接诊之余，陈老将自己祖孙几代人的心血，加上自己的发展创新，著成了《中医眼科六经法要》一书并获国家科技成果二等奖。此书广泛汇集了历代中医眼科的精华和陈家人的心血，还有他自己多年的临床经验，是一本中医眼科的集大成之作，非常适合从事眼科的医生学习、参照，同时，也适合有眼部不适的人进行自我保养，不管从哪个方面来看，都是非常宝贵的中医眼科资料。

参考素材

罗国芬，陈乃端 . 眼科名家陈达夫 [J]. 四川中医，1993 年。

思政切入点

1. 家国情怀

陈达夫不仅医术高明，而且处处为患者着想，凡是慢性眼疾，他一般处以常服方，并细细嘱咐患者，而许多很难治的眼疾，比如视神经萎缩、炸伤、眼球外突、视网膜剥离等，他都有非常好的治疗方法，因此解除了无数人的痛苦。

2. 文化自信

陈达夫自幼熟记《黄帝内经》《难经》《神农本草经》《伤寒杂病论》和《金匮要略》等中医古籍，内、外、妇、儿科无不通晓。他博采众长，融汇古今，治好许多疑难眼疾。同时，他并不排斥西医，相反，他还吸收了很多西医的疗法。他广泛汇集了历代中医眼科的精华和陈家人的心血，结合自己多年的临床经验，著成了《中医眼科六经法要》一书，并获国家科技成果二等奖。

6. 中国眼屈光学奠基人——毕华德

结合教学内容 中西医眼科学发展简史。

案例教学目标

“奉献精神”是一种爱，是对自己事业的不求回报的爱和全身心的付出。对个人而言，就是要在这份爱的召唤之下，把本职工作当成一项事业来热爱和完成，从点点滴滴中寻找乐趣；努力做好每一件事，认真善待每一个人，全心全意为患者服务，履行党和人民赋予的光荣职责。通过中国现代眼科学奠基人毕华德先生的事迹，鼓励学生用爱去感染身边的每一个患者，用无私奉献编织出中国健康事业的美丽蓝图。

案例内容

北京大学第一医院眼科创始人毕华德教授，既是中国现代眼科学的奠基人，也是鼎鼎大名的医学教育家。毕华德字懋修，1891 年出生于北京市朝阳区一平民家庭，少年时家贫无力入学，12 岁才在基督教会的协助下，以半工半读的方式得以入学，由于他资质聪颖，学习刻苦，成绩优异，在入大学读书前，已在一英语夜校中得到一兼职教师工作，借此项收入读完了全部学业。教学相长，因此他古汉语、英语造诣都很深。后来他回忆这段学习时的情况说，为了提高英语水平，他曾暗下决心，吃饭的机会也不能放过，遇到用英语说不出的菜名，这个菜就不吃了，直至把它记牢，并且坚持阅读英文名著和英文报纸以增加词汇量。他这种顽强学习的精神，后来一直贯彻在他一生的工作中。他还爱好体育运动、舞蹈等，曾是当时出名的华北足球队的成员，他勤奋刻苦，成绩优良。1918 年他从北京协和医学院毕业后，留校任眼科助教，由于他对医疗工作认真负责，耐心细致，深得教授和患者好评。1924 年至 1925 年赴当时最负盛名的奥地利维也纳大学眼科进修，获眼科学博士学位，归国后继续在协和医学院工作，升任副教授，并再获医学博士学位。

在他开始任职之际，正值协和接受洛克菲勒基金资助的新校舍落成之时，该院成为当时中国规模最大、医疗设备最先进的医院，也是国际名医积聚的所在。在眼科方面，聘请多位外籍专家来华任教或讲学，条件可谓得天独厚。但当时该院完全以英语为唯一工作用语，而国内一般院校毕业的医师难以达到这一水平，许多有志于学习眼科的医师被拒之门外。为了使这一高水平的现代眼科学知识能在中国传播，以便为众多患者服务，他积极协助李清茂教授开办眼科医师进修班，使用中文授课，并协助译出《梅氏眼科学》的教材，其后又编译了《眼屈光学》一书，那两本书也成为在中国流传最早、最广的眼科书籍。先后参加进修班者有数十人，后来其中不少人成为中国眼科的骨干，分别担任了全国各医学院校的教授、主任。

1924 年他远渡重洋，乘船奔赴当时世界眼科中心地、奥地利维也纳大学眼科进修，并到德、法、英、瑞士等著名大学参观访问，由于他学习勤奋，在眼科屈光学方面有较深入研究，并有关于这方面的新论文提交，获奥地利维也纳大学眼科学博士学位。回国后毕华德教授继续在北京协和医学院任教，升任副教授，并再获由协和医学院联合美国大学授予的医学博士学位，在协和一直工作至日寇侵华、北京沦陷、协和被日军占领。在协和的 20 余年和北大医院 10 余年的工作中，毕老做了大量医疗、教学和科研工作。他一贯认为，要使现代眼科学在中国得到发展，仅靠在课堂上给医学生授课远不能达到这一目的，必得有用本国文字书写的医学期刊和书籍，使从事眼科的医师们有机会不断地接受继续教育。在他的倡议下，1930 年《中华医学杂志》开始出刊《眼科专号》，每年 1 ～ 2 期，直至抗日战争爆发。毕华德指出，出刊专号不仅可以促进和提高眼科医师的知识水平，也是使各科医师了解眼科的新进展，共同防治眼病的一个重要途径。他还发表了《中国今日眼科之地位》一文，指出以中国人口之众，眼病之多，推算待治之眼病患者，将不下数千万，而眼医寥寥无几，这使大批患者就医无门。因此，建议设立眼科研究院以培养人才，创办中文眼科杂志，各地分别成立眼科学会，以提高眼科医师的业务水平等。1932 年他率先创办了北平眼科学会并任会长，该学会是全国第一所眼科学会。多年来他对眼科学会非常重视，坚持开会必到，到必发言，评价中肯，常给与会者留下终生难忘的印象。一次眼科学会上报告一例老妇患绝经期青光眼，先到某大医院就诊，经治医生行了抗青光眼手术，患者疼痛不减，遂转院来北大医院，当时虽无 B 型超声波等影像诊断方法，但根据病情，他已疑为眼内肿瘤。后该例经手术摘除眼球，病理诊断果为眼球内黑色素瘤。讨论完毕后，毕华德当场质询该院已颇有名气的眼科主任，使其感到十分尴尬。这一严重误诊、误治的病例给人印象深刻，教育了全体与会者。

1949 年中华人民共和国成立后，他努力编写教材，设计制造教具，如眼病模型、模型眼等，并开办眼科进修班数期，为在短期内普及和提高中国眼科学水平作出贡献。他先后主编和编写了《眼屈光学》2 版、3 版,《眼科学及护理》第 2 版，军医用的《眼科学》,《眼科手册》1 版、2 版和《眼科全书》等。1950 年 7 月在中华医学会第八届全国代表大会上，他被选任中华医学会常务理事、眼科学会主任委员后，立即决定出刊《中华眼科杂志》。同年 10 月 1 日，杂志如期问世，成为中国出刊最早的专科杂志之一，从此中国有了用本国文字书写的眼科杂志。他十数年如一日，对杂志上发表的每一篇文章都字斟句酌地审阅，初发刊时，印数仅千册，当时全国眼科医师亦不过百人，到 90 年代《中华眼科杂志》已发行数万册，全国眼科医师超过两万。

毕华德治学严谨，兴趣广泛，眼科常见病已发表的文献有 40 余篇，主要是在协和医院和北大医院工作期间所写。他所写的文章多是对眼科常见病多发病的研究。当时流行沙眼、淋病性眼炎、梅毒性眼炎、角膜软化症等，其危害还波及全身和眼内部组织。他在《中国人之虹膜睫状体炎》一文中记述，117 例住院眼病患者中，由梅毒、结核、淋病、麻风等引起者竟占 80%。在提到老年性白内障发病率远较世界各国为低的原因时指出，这与当时中国人的平均寿命甚短及贫穷愚昧，惧行手术，不愿到医院就医有关。在谈到成年人患角膜软化症在中国首被发现的经过时提及，因人工喂养不当以致维生素 A 缺乏造成小儿角膜软化症是临床上比较常见的，而成年患者则属罕见。他所写的《高度近视眼的小眼球改变》等数篇文献，被世界名著、英国 Duke-Eldor 著的《系统眼科学》收入。

参考素材

杨钧 . 毕华德教授传略 [J]. 眼科学报，2002 年。

思政切入点

1. 艰苦奋斗的精神

为了达到英语的提高，毕华德连吃饭的机会也不放过，遇到用英语说不出的菜名，这个菜就不吃了，直至把它记牢，并且坚持阅读英文名著和英文报纸以增加词汇量。并且他将这种顽强学习、艰苦奋斗的精神也一直贯彻在他一生的工作中。

2. 科学精神

在协和的20余年和北大医院10余年的工作中，毕老做了大量医疗、教学和科研工作。对《中华眼科杂志》上发表的每一篇文章都字斟句酌地审阅。他努力编写教材，设计制造教具，并开办眼科进修班数期，先后主编和编写了《眼屈光学》等专业教材，在短期内普及和提高中国眼科学水平作出了贡献。

3. 国际视野

毕老认为，要使现代眼科学在中国得到发展，仅靠在课堂上给医学生授课远不能达到这一目的，必须得有用本国文字书写的医学期刊和书籍，使从事眼科的医师们有机会不断地接受继续教育。在他的倡议下，1930年《中华医学杂志》开始出刊《眼科专号》，每年1～2期，直至抗日战争爆发。毕老指出，出刊专号不仅可以促进和提高眼科医师的知识水平，也是使各科医师了解眼科的新进展，共同防治眼病的一个重要途径。毕老在提到老年性白内障发病率远较世界各国为低的原因时指出，这与当时中国人的平均寿命甚短及贫穷愚昧，惧行手术，不愿到医院就医有关。在谈到成年人患角膜软化症在中国首被发现的经过时提及，因人工喂养不当以致维生素A缺乏造成小儿角膜软化症是临床上比较常见的，而成年患者则属罕见。他所写的《高度近视眼的小眼球改变》等数篇文献，被世界名著、英国Duke-Eldor著的《系统眼科学》收入。这些令人瞩目的成就体现了他的国际视野。

7.

中国眼科界的“居里夫妇”——陈耀真、毛文书

结合教学内容 中西医眼科学发展简史。

案例教学目标

历史是一面镜子。不了解过去，就无法认识现在，展望将来。陈耀真、毛文书，这是两个分不开的名字，一对中国眼科界的“居里夫妇”。陈耀真和毛文书夫妇以其为人类服务的崇高思想为动力，以忘我的艰辛劳动为眼科事业作出了重大贡献。我们将永远缅怀和学习他们，继承他们崇高的事业。

案例内容

他是博雅温和的老夫子，她是敏锐利落的女强人，携手创造了多个“中国第一”：创建了中国第一所高校眼科医院、第一个眼科研究所、第一个眼科中心，联系并促成了国际眼科飞行医院第一次到中国访问传艺，组织了在我国第一次召开的国际眼科大会……他们都是为中央首长保健的“御医”，曾为毛泽东、周恩来、邓小平、九大元帅和金日成、胡志明会诊，但难舍一腔平民情怀，七八十岁高龄还深入海南、新会农村为百姓防盲治盲。他是她的老师，她是他的伴侣，风风雨雨相伴 46 年，很少能在一起吃上一顿完整的饭，在他弥留之际，她终于从美国赶回，带了国际同仁送上的“功勋奖”。两年后，她也追随而去。他们的爱情似乎并不浪漫，但就在最后的一凝眸间，在千万患者的重见光明中，得以永生。

眼科学家、一级教授陈耀真（1899—1986 年），广东台山人，1899 年 12 月 22 日诞生在一个知识分子家庭。陈耀真的爷爷早年被“卖猪仔”到美国谋生，其父陈联祥随父在美国生活，少年时被一名欲做善事的美国妇人看中而供养读书，直至在美国哈佛大学毕业。回国后先后在南京、福州等地大学任化学教授。长子陈耀真最先受到父亲的教育、熏陶。从小聪颖好学，十几岁便到大学协助父亲为部分学生补习英语。16 岁时，父亲突然

病逝，家道中落，为扶养母亲及弟妹，他中途辍学，到其父早年在香港开的一间眼镜店工作。求知的欲望使他在工作之余，开始了五年的自学与补习，同时也培养了他高度的自制力与专注精神，锻炼了他吃苦耐劳的意志。1921 年，22 岁的陈耀真考入美国波士顿大学，经过 6 年的半工半读，先后在该校获得理学学士和医学博士学位。1928 年，在美国底特律医院工作。1929 年后，他应聘担任美国约翰斯·霍普金斯大学威尔玛眼科研究所研究员，从事眼的生物化学构成、视网膜色素变性病理等研究。在此期间，他先后在《美国眼科杂志》《美国生理学报》以及德国、古巴、菲律宾等国刊物上用英、德、法、西班牙等文字发表了《结膜、脉络膜和虹膜的化学结构》《角膜钙化并发结膜改变》等 9 篇论文。

1934 年，陈耀真谢绝美国友人的再三挽留，回到祖国。先在山东省济南齐鲁大学医学院任教授，并建立了济南眼学会，任会长。1936 年又被选为全国眼科学会副会长。1937 年，抗日烽火四起，母亲、朋友都劝他到香港或国外开业赚钱。但他毅然带领在校学生，带着两大铁箱的眼科书籍和科研资料迁往成都，在华西协合大学执教，并任附属存仁医院眼科主任。

为创办我国最早的眼耳鼻喉医院——成都的存仁医院，陈耀真想方设法增添设备，整顿医疗秩序，建立各项规章制度，培训医务人员，使医疗水平大大提高，不少眼疾患者从百里以外辗转跋涉，慕名前来求医。他十分重视防盲及治盲工作，在存仁医院开设免费门诊，为穷苦劳动者诊治眼病，到学校为青少年检查眼病，1944 年，他带领年轻医生，骑着小毛驴，甚至步行到四川西北阿坝藏族地区，调查和防治眼病，宣传眼病防治知识。

在医院里，他认识了刚毕业的女医学博士、聪慧灵巧的毛文书。1940 年，相差 11 岁的他们结婚了，婚后诞下 4 个女儿。抗战时期物资紧张，陈耀真一家也经常吃不饱饭。但据陈耀真在华西的学生李凤鸣回忆，有一天晚上到陈教授家里，看到陈教授和毛教授两人各一只手抱个小孩，一面看书。战乱年间，他带领着学生，在战乱中颠簸跋涉，随齐鲁大学迁往四川成都，担任华西大学、齐鲁大学和中央大学等联合大学的眼科教授，直到 1949 年成都解放。

他认为，中国应大力培养眼科医生，才可能解决中国的盲人问题。而这段时期，国内局势动乱，教育经费得不到保证，他四处奔走，向国内外人士募捐，筹款支持与发展眼科高等教育事业，他积极开办眼科医师进修班，推荐和选拔眼科留学生。同时继续开展眼科临床研究，先后在中外杂志以多种文字发表了《华西盲目分析》《线状网膜炎》等 10 多篇论文，研究中国眼科史，发表了《中国眼科之外科手术》等论著。他创建成都眼科学会并任会长，每月举行一次学术报告会，邀请国内外学者讲学。

在他的努力下，《中华医学杂志》英文版在成都恢复发行，并在《华西通讯》编辑出版了两期眼科专辑，在《中华医学杂志》编写了一期眼科专辑，1947 ～ 1948 年，陈耀真还分别被英国的《眼科文献》杂志和美国的《眼科时代》、荷兰的《眼科文献》聘为编委。

1950 年，陈耀真携全家回到家乡广东，同夫人毛文书教授一起应聘在广州岭南大学医学院任教，1951 年广州眼科学会成立，陈耀真被选为会长。当时岭南大学医学院所属的博济医院仅有 1 名眼科医生，他承担了大量的日常诊疗工作，有时还亲自为患者打针、抽血仅有的两张病床远远不够使用，他因陋就简，利用库房开设专科门诊，病床增加到 20 张。1952 年 4 月，我国高等院校进行调整，广州岭南大学医学院、中山大学医学院和光华医院合并为“华南医学院”（1957 年更名中山医学院），陈耀真担任眼科教研室主任。

1955 年 8 月起，陈耀真教授开始招收和培养我国第一批眼科学研究生。20 世纪 60 年代初，他继续研究中国眼科史，写出了《我国古代有关眼科预防医学思想简述》等 10 多篇论著。他的研究证明，眼科在中国宋代医学中已列为独立科目，还证明中国假眼配置术比其他国家早开展 600 多年。1964 年，中华医学会眼科学会成立《眼科全书》编辑委员会，陈耀真是编委之一，他撰写的《我国眼科学发展概况（一）》编入了中国第一套眼科全书第一卷的首章。同年，他和他的助手在中华眼科学杂志上发表了《视网膜中央静脉阻塞患者的暗适应及电生理的观察》，这是国内最早的一篇将电生理测定方法用于眼科疾病分析的论文。

1964 年，陈耀真筹备成立了眼科研究室，1965 年他又主持创建中国第一家眼科医院——中山医学院附属眼科医院，并任首任院长，为眼科教学、医疗、科研走上正轨创造了条件。

1976 年，他整理发表了论文《眼部的犬弓蛔虫病》，文中他科学地、系统地引经论据，介绍病源、病况、分类、症状及检查方法。次年，他又发表了专题研究论文《视网膜色素变性》，全面阐述该病的临床表现及 200 年前在中国医学宝库中的记载，在现代遗传学方面的临床意义及中、西医治疗方法。

1977 年，陈耀真调往北京，任中国医学科学院首都医院眼科教授，同时兼中山医学院眼科医院名誉院长。1979 年担任中华医学会眼科学会名誉主任。1980 年兼任中山医学院附属眼科医院院长。同年，应邀出席了第 39 届美国威尔玛眼科年会，并在会上发言。1981 年 11 月，他和夫人毛文书教授受美国眼科学会邀请，作为贵宾，出席在佐治亚州亚特兰大召开的美国眼科学会年会，这是该会成立 85 周年来，第一次邀请中国眼科专家参会。

同年，他还在日本眼科学大会上，宣读了《华佗——中国外科之父》论文，弘扬祖国的光辉历史，引起日本学术界热烈反响，很快在日本权威杂志《临床眼科》上全文刊出。1982 年，他翻译了英文版《彩色眼科学图谱》。1983 年调回广州，他在原眼科医院和眼科研究室的基础上，主持创办了中国第一个眼科综合机构——中山医科大学中山眼科中心，下设眼科研究所、眼科医院、防盲治盲办公室。中山眼科中心，集高等教学、临床医疗、前沿研究和防盲治盲多种功能于一体，是我国眼科学跟踪国际上本学科前沿水平的重要基地。陈耀真担任该中心的名誉主任。1985 年，在中山眼科中心主办的我国首届国际眼科学术会议上，设立了“陈耀真眼科奖学金”，出版了《陈耀真教授论文集》。1986 年 4 月，在美国召开的国际性视觉与眼科研究会上，来自世界各地的眼科专家，一致通过授予为祖国的眼科事业奋斗半个多世纪的陈耀真以“功勋奖”。作为一代眼科宗师，他付出一生心血，终身的辛劳使他培养了一批批眼科专业人才，建立了学术气氛浓厚的专业基地，开展了一项项科学研究，考察了所在地的多发、常见眼病。长年的劳累损害了他的健康，他却仍把眼光射向远方，思考着还要为中国的眼科事业做些什么。陈耀真为之奋斗一生的中国眼科，终于屹立在世界眼科之林。

陈耀真十分关注备受眼病痛苦折磨的广大民众，决心走出医院大门，送医到群众中去。他带领眼科医生和学生到盲童学校、盲人工厂以及麻风病院去防治眼病。七八十岁高龄时，仍到广东、海南等侨乡和少数民族地区调查眼病，足迹遍布全国各地。

1982 年 9 月 21 日，一架美国 DC-8 大型喷气式飞机停在了广州白云机场。那是“奥比斯”飞行医院在 1981 年成立后首航中国。在广州 18 天，就在飞机上做了几十例眼科手术，全国各地有 120 多名眼科医生前来观摩学习，大开眼界，轰动一时。这是改革开放之后，第一次有外国的非客机进入我国领空，并在广州机场停留这么长时间。其影响已经超越了医疗教学本身，成为中国改革开放初期的一个标志性事件。陈耀真、毛文书就是幕后推手。当时，美国眼科专家派顿教授给陈耀真写信，说他在筹建奥比斯飞行医院，将一架客机改装成一个小型医疗教学中心，组织美国、澳大利亚、西班牙、英国、法国等 29 个国家的眼科专家，飞往世界各地特别是发展中国家，传播教学先进眼科知识，让更多穷人免受失明之苦。希望能到中国来。这是世界级专家上门授课呀，对百废待兴的中国眼科界是很好的学习机会！陈耀真、毛文书看了材料激动不已，立即向有关部门申请邀请奥比斯访华事项。这件事就这样办成了。奥比斯先进的设备和技术，比如白内障人工晶状体、三联手术，都让国内医生们大开眼界，受益匪浅。

如今，奥比斯已经成为中国人的好朋友，还在中国设立了基地，造福万千眼病患者。

女儿们回忆，从 20 世纪 50 年代来到岭南开始，父母的生活总在匆忙中度过。就连吃饭的时候，也常常是毛文书急忙吃完一小碗米饭就赶往医院工作，而陈耀真怕烫，要等凉了再吃，夫妻俩难得在一起完完整整地吃过一顿好饭。陈耀真尽管留学美国多年，但他既不爱跳舞打牌，也不上电影院，整天泡在书房里。毛文书也是加班加点，顾不了家。就在父母挑灯夜战的繁忙中，女儿们都悄悄成长了。

1983 年陈耀真脑出血中风，在生命的最后三年只能卧床，连说话都很艰难。他的病房，就在眼科中心的四楼。开始只有一张床位，毛文书就睡在沙发上。后来总算添置了一张床，她就住在这间病房里，白天在医院工作，晚上在病房陪伴她的老师、她的伴侣。有时吃完晚饭，毛文书会用轮椅把陈耀真推出室外走走，他们最喜欢去五楼的图书馆，看年轻医生们学习。看着图书馆灯火辉煌，看着年轻人求知的眼神，陈耀真的两眼会发光，脸上显出兴奋的光彩，毛文书也笑了。这就是两老晚年的幸福时光。1985 年 11 月，眼科国际会议在广州花园酒店召开，一是庆祝中山眼科医院建院 20 周年，二是庆祝陈耀真教授回国执教 51 周年。毛文书向国际眼科界的朋友们发出了邀请，原以为外宾不会超过 50 个，没想到来了 22 个国家和地区的 195 名专家，加上国内代表 564 人，可谓高朋满座。毛文书作为组委会主任，每天忙到晚上两三点钟，但都要挤出时间去病房看陈耀真，向他介绍当天会议的情况和国际友人送给他的礼物。这是有史以来首次在我国举办的、由中国人主办的大型国际眼科会议，国际防盲协会主席克弗感叹说，这次会议充分表明中国眼科事业正在迅速占据在世界上应有的地位。

1986 年 5 月，陈耀真已经神志不清，心跳微弱。医院发出病危通知书。此时，毛文书正代表陈耀真参加在美国举行的视觉和眼科学大会。一个个越洋电话打来，她心急如焚，但还走不了，她在等待美国视觉和眼科研究学会为陈耀真授予的“特殊功勋奖”，她一定要把这个奖牌带回去，亲手捧到陈耀真面前。时间在一小时一小时地艰难度过。陈耀真也在苦苦地支撑着，等待妻子归来。拿到奖牌的毛文书火速从佛罗里达州起程，与在美国工作的三女儿之昭一起回国。但当她们的航班飞往香港机场时，遇到台湾军官驾机回大陆的突发事件，香港机场紧急关闭，不能降落。这个意外，对于已经站在生与死边缘的陈耀真和毛文书来说，是何等残酷！难道连最后一面都见不到了？ 5 月 4 日上午 9 时，飞机终于降落在香港启德机场。早有人与香港海关联系，毛文书飞也似地迅速过关。当她冲进中山医病房时，已是中午时分。“这是你的奖牌，我帮你领回来了！”毛文书把那块熠熠生辉的奖牌举在陈耀真的面前，他艰难地睁了睁眼，闪出一丝光亮。下午 2 时，最后一次凝视着风雨相伴 46 年的妻子，还有已经成为眼科专家的二女儿又昭、三女儿之昭，陈耀真终于安详地闭上了眼睛，终年 87 岁。

毛文书再次拨打越洋电话，要在瑞典出差的二女婿吴乐正继续到意大利罗马出席第二十四届国际眼科大会，作学术报告，以行动纪念陈教授。吴乐正忍着悲痛向国际眼科学会主席毛莫尼教授报告了噩耗。在国际眼科大会闭幕式上，数百名国外眼科专家全体起立，第一次为一位中国科学家的逝世默哀。毛莫尼沉痛宣布："5 月 4 日，国际眼科界的一颗巨星陨落了！"

陈耀真去世后，毛文书深感自己时间不多了，要抓紧时间做想做的事情。在她生命的最后两年，先后八次奔波于亚洲、美洲等友好国家推动交流，还想带队到西藏为藏民治白内障，但到了成都就因为年高体弱被拦下了，只能在成都电话"遥控指挥"。1987 年 11 月，77 岁的毛文书与美国海伦凯勒基金会合作，率队在广东新会县开展防盲治盲大普查。要将全县 83 万人一个不漏地检查一遍，对能治疗的眼病患者计划安排治疗。毛教授白天带医疗队下乡检查，晚上回到住宿地还要逐张逐张地翻看检查登记卡，如果地址、患者光感登记不清楚，第二天要重填。这次普查共查人数 832288 人，其中盲人 1954 名，白内障盲人占了 48.88%，大部分得到手术治疗。大普查的经验受到国际卫生组织的赞扬。1988 年，毛文书应邀到美国参加学术交流会。会前在华盛顿三女儿之昭家小住数日，但她突然便血了！送到医院一检查，肚子里有肿瘤，必须手术。但倔强的老人还是坚持先去纽约参加学术会议，向世界介绍新会县防盲治盲的普查情况。之后再回到华盛顿，立即手术。但打开腹部后，发现肿瘤已经到了晚期，只好重新缝合。医生说她只能维持两个月左右。"我还有很多事情要做！死也要死在祖国！"缝合后第二天，她就下床推着吊架当拐杖锻炼走路。二女儿把她接回国时，她带了三大包人工晶状体，这是给国内白内障患者免费治疗用的。弥留之际，她还在牵挂医院 17 层新眼科大楼的建设，这是她晚年的心血之作，可惜看不到了……

1988 年 9 月 1 日，这位中国现代眼科学女先驱、奇女子安静地走了，享年 78 岁。身后，许多患者闻讯赶来送别，相交数十载的邓颖超大姐也发来悼词，署名是"关心你的你关心的邓颖超"。

参考素材

陈燕华 . 我国现代眼科学奠基人之一——陈耀真 [J]. 广东史志，1998 年。

陈枫，余婷 . 陈耀真毛文书：中国眼科界的"居里夫妇" [N]. 南方日报，2011 年。

思政切入点

1. 家国情怀

陈耀真曾谢绝美国友人的再三挽留，回到祖国并在山东省济南齐鲁大学医学院任教授，建立了济南眼学会。抗日战争爆发，他又放弃了去香港或国外过安静、舒适生活的机会，选择了最艰难的路，坚持在医学教育岗位上为苦难重重的祖国作奉献，他带领着学生，在战乱中颠连跋涉，随齐鲁大学迁往四川成都，担任华西大学、齐鲁大学和中央大学等联合大学的眼科教授，直到 1949 年成都解放。这段时期，国内局势动乱，教育经费得不到保证，他四处奔走，向国内外人士募捐，筹款支持与发展眼科高等教育事业。这种为祖国健康事业奋斗终身的责任担当源于他对祖国人民的忠诚和热爱。

2. 艰苦奋斗的精神

1965 年，陈耀真和毛文书建立了中国高校第一家眼科医院——中山医学院眼科医院。1983 年，白发苍苍的陈耀真和毛文书又建立了中国第一个集眼科教育、医疗、科学研究和防盲等任务于一身的新型眼科综合体——中山眼科中心，这些都无不体现了二老为中国的眼科事业艰苦奋斗的精神。

3. 奉献精神

陈耀真他带领眼科医生和学生到盲童学校、盲人工厂以及麻风病院去防治眼病。七八十岁高龄时，仍到广东、海南等侨乡和少数民族地区调查眼病，足迹遍布全国各地。在他的影响下，中山眼科中心建立了防盲治盲办公室，组织一批又一批眼科工作者上山下乡，为千千万万群众防治眼病。这些都体现了他大爱无私的奉献精神。

4. 民族自信

作为贵宾，陈耀真出席在佐治亚州亚特兰大召开的美国眼科学会年会，这是该会成立 85 周年来，第一次邀请中国眼科专家参会。同年，他还在日本眼科学大会上，宣读了《华佗——中国外科之父》论文，弘扬祖国的光辉历史，引起日本学术界热烈反响，很快在日本权威杂志《临床眼科》上全文刊出。

5. 国际视野

作为一代眼科宗师，陈耀真付出一生心血，终身的辛劳使他培养了一批批眼科专业人才，建立了学术气氛浓厚的专业基地，开展了一项项科学研究，考察了所在地的多发、常见眼病。长年的劳累损害了他的健康，他却仍把眼光射向远方，思考着还要为中国的眼科事业做些什么。在陈耀真和毛文书推动下，奥比斯飞行医院在 1981 年成立后首航中国。在广州 18 天，就在飞机上做了几十例的眼科手术，全国各地有 120 多名眼科医生前来观摩学习，奥比斯先进的设备和技术，比如白内障人工晶状体、三联手术，都让国内医生们大开眼界，受益匪浅。

8. 学贯中西治眼疾——陆南山

结合教学内容 中西医眼科学发展简史。

案例教学目标

陆南山是我国当代著名的中医眼科元老之一，在继承祖传和古人中医药经验的过程中，能做到遵古而不泥古，对各种眼病不断有所深层次的探索与思考，对疑难眼病反复推敲，脉因诊治，处方用药，力求在古人识病辨证的基础上有所创新。通过陆老的事迹让学生们充分感受中医的切实有效性，提升学生的中医自信和民族自信。

案例内容

陆南山，浙江人。五代业医，17 岁从父陆光亮学医，随父侍诊，得传家学。22 岁悬壶于上海，专擅眼科。南山，这两字在中国历朝历代的文学描述里都可见到，但最容易让人联想到的大概是陶渊明的诗句“采菊东篱下，悠然见南山”。南山两字，读来有如清风明月，诗意万千，令人难忘。陆氏熟读经典著作，酷爱古典文学，并喜国画。陆南山一生的国学书画成就，与他的名字一样，充满了书卷气，而气势恢宏，令人高山仰止。

1926 年，陆南山来沪，初设诊于虹口，抗日战争后，迁南京路哈同大楼，再迁鸿仁里，以擅治眼疾闻名沪上。中华人民共和国成立后曾任上海第二医学院中医学教研组主任，上海仁济医院中医眼科主任。因其医德医术均高，当时誉满江南，求医者众多。陆氏深知“医乃仁术”“患者乃养生之父母也”，在中华人民共和国成立前作为自由职业的医生悬壶行医确是衣食之源，但更重要的是指对待患者要似对待父母一样，要和颜悦色、真心实意地关怀。因此，先生对待患者不论是达官贵人或城乡穷困者，均一样认真细心诊治，有经济十分困难者免费挂号，还赠送药品，遇有危重患者，常留家住宿，随时观察；家中容留不下，则留下病家住址，亲往访诊。对贫苦患者，非但不收诊金，还馈赠药物、膳食。陆氏行医 60 余年，经他治愈者不可胜计，有使“瞽者生明”之誉。

陆南山在 60 余年的医学生涯中，急患者之所急，苦患者之所苦，为了解除患者痛苦而勤奋钻研医术，亲手研制和配制眼药，80 岁高龄仍然坚持门诊。陆氏从事眼科医疗 60 年，主张中西医结合，眼病辨证强调整体观点，善于化裁古方，扩大古方的应用范围，对眼病有独到的见解和丰富的医疗经验。他非常重视总结临床实践经验，注重观察研究眼病的演变过程。例如他在中青年时期，对每一个疑难病例，用内服药和外用药后，都逐日记录患者的演变，记载患者的主观症状和疾病治疗经验。

眼科察病，必须四诊合参，但陆氏有其独特的见解。陆氏强调，“四诊”中问诊为其首。故临诊必详细询问患者各种情况。还编了一首眼科十问歌，兹录于下：一问视力二问泪，三问羞明四问眵，五问疼痛六问时，七头八身俱当辨，九问旧病十问因，阴阳虚实辨分明。陆氏认为，对眼科来说，望诊特别重要。可分为两个方面：一是肉眼一般观察，另一是仪器检查。他非常强调眼科检查，认为每一个眼科医生都必须掌握现代眼科检查方法，应亲自检查自己的患者，方能明确病变情况，作出准确判断。他检查时，一般根据现代医学的观点，明确疾病的性质、病因及严重程度。陆氏常说“上工治未病”对眼科医生来说尤其重要。他认为“治未病”涵义有二：一是预疾病的发生，二是防微杜渐，制止并发症或兼症的发生。大多数危重眼病的发生，都有一个由轻到重逐渐发展的过程，医生若能眼察秋毫，预先采取措施，对疾病的预后有着积极的意义。

陆氏一生遵循“学知不足，业精于勤”的古训，博览群书，有得则录，笔耕不辍；陆南山家中藏书颇多，晚间读书常至深夜。读古医籍时，他勤加批注。为了追溯眼科发展过程，他从甲骨文着手，依次阅读了《山海经》《黄帝内经》《说文解字》《诸病源候论》《千金翼方》《龙木论》，金元时期刘、张、李、朱四大医家的著作，以及明清时期的眼科专著及《本草纲目》等。为了找到更多与眼科有关的数据，他还从非医学类著作中采集资料，如从《荀子》中找到了精神因素对眼健康影响的有关记载。

唐代《千金翼方》有关眼科方面的记载，经过陆南山的发掘整理，总结出营养疗法、物理疗法和针灸疗法以及预防眼病的一些措施。这些疗法经过他的分析和实践，认为均是行之有效的，从现代观点看亦是科学的。唐代的《龙木论》，经他整理研究后认为，书中有很多属性并不落后于现代医学。这些阐明了中医学的科学性，对年轻一代医务工作者有很大的启发。

陆氏潜心研究中国古代眼科理论五轮学说，结合多年临诊经验，提出“肝肾立论”“脾胃论治”“健脾利湿”新学说，独具见解。率先将中西医结合方法应用于眼科临床，进行生化检验，使用眼科仪器检查眼底病变，充实中医诊断手段，使中医眼科理论和现代医学相结合。对角膜炎、葡萄膜炎、慢性单纯性青光眼、眼底出血症、视网膜炎、眼肌麻痹等诊治都深入钻研，取得突破性进展。发表《中医治疗中心性视网膜脉络膜炎》《中心性视网膜炎辨病和辨证的结合》等论文 20 多篇。著有《眼科临证录》，其对 31 个病证的辨证施治方法，经系统整理，输入电脑，作为教学之用。主编《实用中医眼科学》，皆收载其数十年的临证经验，深为眼科界重视。陆氏从事医学教学，认真带教学生，不少学生成为中医眼科界后起之秀，如国医大师唐由之等。子女中有六人业中西医眼科。

陆南山曾任上海第二医学院教授、医学系二部中医教研组主任，全国中医眼科学会名誉主任委员、中华医学会理事、中华医学会上海分会眼科学会副主任委员、全国中医学会理事、全国中医学会眼科学会名誉主任委员等职。1978 年被评为上海市先进科技工作者。

参考素材

唐由之 . 怀念我师陆南山教授 [J]. 中国中医眼科杂志，2001 年。

思政切入点

1. 文化自信

陆南山对中医眼科学的继承和发扬体现了中国医药学是一个伟大宝库，应当努力发掘，加以提高，其思路与方法遵照毛泽东主席所讲要“古为今用，洋为中用，推陈出新”。充分展现了中华文明的深厚底蕴，彰显了中华民族文化与中医文化的双重实力。

2. 家国情怀

陆南山对待患者，不论是达官贵人或城乡穷困者，均一样认真细心诊治，有经济十分困难者免费挂号还赠送药品，遇有危重患者，常留家住宿，随时观察；家中容留不下，则留下病家住址，亲往访诊。对贫苦患者，非但不收诊金，还馈赠药物、膳食。行医 60 余年，经他治愈者不可胜数，这些都体现了陆老爱国爱民、悲悯救世的情怀和以国家命运和百姓福祉为己任的责任担当意识。

3. 辩证思维

陆老潜心研究中国古代眼科理论五轮学说，结合多年临诊经验，提出“肝肾立论”“脾胃论治”“健脾利湿”新学说，独具见解。同时又将中西医结合方法应用于眼科临床，进行生化检验，使用眼科仪器检查眼底病变，充实中医诊断手段，使中医眼科理论和现代医学相结合。

4. 勤奋学习

陆老一生遵循“学知不足，业精于勤”的古训，博览群书，有得则录，笔耕不辍；陆老家中藏书颇多，晚间读书常至深夜。读古医籍时，他勤加批注。为了追溯眼科发展过程，他甚至从甲骨文着手。由此可见，医学职业对专业素养要求很高，要做一名优秀的医生，必须要努力学习、打牢基础。

9.

把光明留在人间——张晓楼

结合教学内容 中西医眼科学发展简史。

案例教学目标

张晓楼在从事眼科事业的半个世纪中，在医疗科研、诊治、教学和防盲事业中做出了卓越贡献，倡导并成为我国第一位眼角膜捐献者，凸显出共产党人无私奉献、死而后已的可贵品质。

案例内容

张晓楼教授1914年出生在河北省正定县，1940年毕业于北平协和医学院，获得医学博士学位。1950年他被聘为协和医学院眼科副教授，1953年升为教授，1954年被任命为同仁医院副院长，并担任北京眼科研究所所长、中华眼科学会主任委员、《中华眼科杂志》总编辑，以及世界卫生组织防盲咨询组委员等职务。1961年加入中国共产党。国际著名眼科专家。中华医学会眼科学会第一、第二届主任委员，国家自然科学奖二等奖获得者。

张教授在从事眼科研究工作的四十余年中，十分重视基础理论的研究和临床实践。1964年，他开展了门诊内眼手术，如白内障、青光眼等，并在门诊进行一些较为复杂的外眼手术，大大方便了患者。他参加编写和翻译了大量的眼科著作，自己发表了70余篇论文和50余篇科普文章。他亲自带硕士和博士研究生，为我国眼科事业培养了许多人才。

沙眼是引起眼部疾病、导致视力障碍和致盲的主要原因。20世纪初中期，我国沙眼流行，在北方边远农村，患病率高达90%，有“十人九沙”之说，致盲率在眼病中居首位。一双双近乎失明的眼睛深深撞击着张晓楼的心。“必须找到沙眼衣原体。”他下决心向眼科新领域进军。

我国微生物学家汤飞凡在20世纪30年代初，与眼科教授周诚浒合作，开展了前期沙眼研究，后被抗战打断。1954年6月，时任卫生部北京生物制品研究所所长的汤飞凡决定重新组织力量。他找到时任同仁医院副院长兼眼科主任的张晓楼，提出合作研究沙眼病原。有着相同夙愿的两位科学家一拍即合，携手并肩，基础与临床结合，开始向这个不明微观领域发起挑战。

张晓楼带领金秀英教授等人组成“沙眼三人研究小组”，在同仁医院地下室找到一个房间，配备了低温冰箱、暖箱和孵育鸡胚的孵箱，依靠这“三大件”，建立了沙眼临床研究实验室，正式开始了治疗沙眼的临床研究。第一个难题是寻找可供研究的沙眼标本。他们将当时到医院眼科门诊的沙眼患者全部集中起来，严格筛选，最后选择了201例沙眼标本，即具有典型活动性、无并发症、从未经过药物治疗的患者。再经过采集结膜标本，染色后在光学显微镜下检查，定期研究讨论、观察变化。他们将结膜标本接种到几千只鸡胚内培养分离，经过整整一年的反复试验，终于在1955年分离出沙眼衣原体。1957年，汤飞凡和张晓楼发表学术文章，引起了国际眼科领域的广泛关注。为证实这一研究成果，1958年1月，张晓楼和汤飞凡两人都毅然在自己的眼睛上做实验。几天后，张晓楼的眼睛又红又肿，疼痛难忍，可他却兴奋地对同事们说：“这就是我想要的结果。”

由于这种病原体能通过细菌滤器，寄生在细胞内，并形成包涵体，故当时认为是一种病毒。又因其大小、形态与一般病毒不同，称之为非典型或大型病毒，与鹦鹉热、淋巴肉芽肿的大型病毒相似。此后，各国学者进一步研究了它的分子生物学及代谢功能等，证明它具有RNA、DNA和一定的酶，以二分裂的方式繁殖，具有细胞膜及壁，并对细菌敏感等，这些都不符合病毒的性质。1974年出版的《Bergey细菌鉴定手册》将这一类微生物另立一目，称为衣原体。沙眼衣原体是其中的一种。沙眼衣原体分离成功，震撼了世界眼科学界和微生物界，为全世界沙眼病患者带来了福音。1981年，“国际沙眼防治组织”授予汤飞凡、张晓楼“国际沙眼金质奖章”。同年，亚洲太平洋眼科学会向张晓楼颁发卓越工作奖。张晓楼还和同事们一起，率先把“利福平”应用于沙眼的治疗，这一发现比国外早了两年。

当看到我国众多失明患者急需眼角膜时，张晓楼奔走呼吁，积极倡导建立死后志愿捐献眼球的眼库。他率领眼科同仁发出倡议书，并与一些著名专家联名写下“我们志愿在身后捐献自己的眼球”。1990年6月12日，北京同仁眼库成立，张晓楼多年的愿望终于实现！他率先在捐献卡上签下自己的名字，并强撑病体为眼库题字：“造福盲人，让光明充满人间。”

就在张晓楼为眼库题字3个月后，1990年9月14日上午，这位为我国眼科医学事业奉献了半个世纪的老医学家的心脏停止了跳动。9月15日下午，他的同事和学生怀着崇敬的心情，强忍悲痛，遵照张晓楼的遗愿，轻轻地取下了他的角膜，并分别移植到北京顺义化肥厂、义利食品厂两位普通工人的眼睛上。实施手术的主任医师说:“这是张老师的珍贵奉献，我们不能有任何失误。”移植成功了!

作为同仁眼库成立后第一位角膜捐献者，张晓楼虽然离开了我们，但他的眼睛依然留在人间，在两名年轻人的身上得到了生命的延续，继续给他所顾念的眼病患者带来光明和希望。

参考素材

周楠 . 追忆眼科大家张晓楼 [J]. 中国卫生人才，2017 年。

思政切入点

1. 家国情怀

面对一双双因沙眼近乎失明的眼睛，张晓楼下决心向眼科新领域进军，并与汤飞凡合作分离出 TE8 病毒，随后研制出了新的治疗药物，促使沙眼的发病率逐年降低。此后不到 2 年时间，中国的沙眼发病率不到 6%，这些都充分体现了他对祖国的忠诚与热爱，与国家民族命运休戚与共的信念以及为祖国发展而奋斗的责任担当。

2. 民族自信

沙眼衣原体分离成功，震撼了世界眼科学界和微生物界，为全世界沙眼病患者带来了福音。“国际沙眼防治组织”授予汤飞凡、张晓楼“国际沙眼金质奖章”。亚洲太平洋眼科学会向张晓楼颁发卓越工作奖。张晓楼还和同事们一起，率先把“利福平”应用于沙眼的治疗，这一发现比国外早了两年。这些都是中国人的骄傲。

3. 科学精神

张晓楼带领金秀英教授等人组成“沙眼三人研究小组”，在同仁医院地下室找到一个房间建立了沙眼临床研究实验室，他们将当时到医院眼科门诊的沙眼患者全部集中起来，严格筛选，最后选择了 201 例沙眼标本，再经过采集结膜标本并接种到几千只鸡胚内培养分离，经过整整一年的反复试验，终于分离出沙眼衣原体。这充分体现了他客观严谨、求真务实的科学精神。

4. 奉献精神

当看到我国众多失明患者急需眼角膜时，张晓楼奔走呼吁，积极倡导建立死后志愿捐献眼球的眼库，并成为同仁眼库成立后第一位角膜捐献者。张晓楼去世后将两只角膜分别捐献给两名年轻人，继续给他所顾念的眼病患者带来光明和希望。

10.

奇迹之光——张怀安

结合教学内容 视网膜色素变性。

案例教学目标

通过讲授张怀安通过中医的方法为297位外国患者有效治疗视网膜色素变性的案例，让学生们深刻感受到中医的切实有效性，提升学生的中医自信和民族自信。从真实案例切入，充分利用中医浑然天成的思政元素，有助于提高学生的文化自信，让每一位医学生都能真正地爱中医、信中医、用中医。

案例内容

视网膜色素变性是以视网膜退行性改变为特点的慢性进行性眼病，由遗传引起，主要表现为夜盲，视野逐渐缩小，中心视力逐渐减退，最终导致失明。国外报道的发病率为1/6000～1/4000不等。目前，本病的治疗难度大，甚至有的医家认为是"不治之症"。西医对本病的治疗，仍停留在维生素类、血管扩张剂、能量合剂等一般用药，但效果并不明显。

张怀安，原名张先慧（1918—1996年），湖南望城人（现湖南长沙），中医眼科专家、湖南"张氏眼科"创始人。20世纪30年代初，望城县一带痢疾流行，张怀安一家都患痢疾，几天之内祖母就去世了，父亲和兄妹一个个卧床不起，每天求医采药。父亲病愈后，毅然决定让张怀安兄弟俩学医济世。兄弟俩按照父亲的旨意，哥哥张利人从师学中医外科，弟弟张怀安则从师钻研中医内科和眼科。张怀安的老师是宁乡一带很著名的老中医文日新先生（1902—1997年）。文日新取《论语》"老者安之，少者怀之"之意改其名"怀安"。文老认为当医生首先应多读熟读医书。他说："医者书不熟则理不明，识不清，临证游移，漫无定见，药证不合，难以取效。多读医书，精通医典，到临床时就能不假思索，张口就来，运用自如。"张怀安按照老师的教导，开始了"读书破万卷"的生涯。在这个时期，他先后读了《素灵类纂》《伤寒论》《经络要诀》《金匮要略》《温热经纬》《眼科龙木论》《眼科大全》《医方集解》等一百多种医科书籍，并且作了摘录笔记。尔后，跟着文老先生临床诊治达四年之久，这使他从书本上学到的知识，有效地得到了“实践的检验”，从而使自己逐步成熟起来。1933 年，张怀安出师以后，与胞兄张利人一起组建了一个“安乐医社”。兄弟俩商量好，为了贯彻前辈教诲和自己从医的初衷，决定免费为贫苦百姓治病，只收富人的医药费。

1949 年中华人民共和国成立后，张怀安自然与翻身的劳苦大众站在一起了。他热情参加会诊所的工作，1979 年经考试考核定为名老中医，同时被破格调入湖南中医学院附属第一医院任眼科主治医师，不久又晋升为副主任医师。

张老说：“行医者，首先要有一点本事。”他说的“本事”，就是高深的医术。张怀安出身农村，也长期在农村行医，对他的高明医术，人们似乎到了 1979 年才突然发现，于是土专家转瞬之间成为大学的教师、全国名老中医。实际上，张怀安从小对医术精益求精，在望城县农村不知让多少人重见光明，只不过这些患者都是些普通老百姓罢了。再加上，这一带长期成为被报道遗忘的“角落”，因此，张老那高明的眼科医术，在相当长一个时期内，成了长在“深宫”人不识的“花朵”。张老说：“看病是医生的职责，看好病是医生应该学到的本事，不能为了扬名，扬名后没有本事，到头来名声更臭。”

早在 20 世纪 80 年代，日本患者牟田口裕之来中国看眼科病。8 年前因患视网膜色素变性他的视力降到了 0.3，这 8 年间，他到处求人医治，不仅没有治好眼病，反而视力继续下降了。他又通过一些熟人的关系，打听到中国湖南有一位叫张怀安的眼科专家治疗眼病医术高明。于是，他下决心不远万里慕名来到了长沙市。经过 4 个月治疗，牟田口裕之的视力分别由 0.1 和 0.3 提高到 0.6 和 0.8，视野明显扩大。日本《读卖新闻》等多家国内外媒体对这一惊人的治疗效果进行了专题报道，在国外被称为“奇迹之光”，吸引了数百名日本眼病患者来院治疗。

随后 297 名日本视网膜色素变性患者相继慕名而来，在湖南中医学院附属第一医院住院治疗观察，根据日本籍本病患者的临床表现和病因病机，临床常辨证分为肾阳不足、肝肾阴虚、脾气虚弱、气虚血瘀 4 个证型，分别采用温补肾阳、活血明目，滋补肝肾、活血明目，补脾益气、活血明目，补气活血、化瘀明目的中医治法，给予右归丸、明目地黄丸、补中益气汤、补阳还五汤加减；同时，配合针灸辨证与分型治疗、耳穴贴压、穴位注射、中成药等中医综合疗法，经治疗后发现确有提高日本籍视网膜色素变性患者的视力、扩大视野等视功能方面的疗效。且在治疗中无一例出现毒副作用。

诚然，张怀安老先生半个多世纪的诊病历史，无数次地检验了他这种“常将人病如己病”的崇高的职业道德。作为全国名老中医，年届七旬的老大夫，组织上决定让张怀安每周只上三个半天班。然而，记者看到，到他家里来排队看病的人，却天天络绎不绝。有时在家里排队的有二十多人。对这些不速之客，妻子肖瑞芳都替老伴热情接待，搬凳倒水，病人酷似客人。张老先生知道：“这些患者都是在门诊找不到我而千辛万苦寻到家里来的。他们带着痛苦求救于我，我作为医生，没有理由拒绝他们。”因此，凡来他家看病的，他都来者不拒，而且不论来者是谁，都一视同仁。一天中午，张老看完病人收了场，正准备吃饭，突然进来一位素不相识的老年患者。此人名叫陈国松，左眼被打伤后，右眼引起交感性眼炎。张老硬是给他检查完了再吃饭。此后，陈国松经常来找张老先生，张老次次都不厌其烦地替他检查诊治。通过不到半年的治疗，陈国松的左眼由 0.3 恢复到了 1.5，右眼由失明恢复到了 0.1。

张怀安治疗眼科疾患的高超医术和热情为病人服务的良好医德渐渐在省内外传开后，许多患者慕名来信求治。对这些病人，张怀安也同样来者不拒，不仅给他们一一回信，而且还根据信中介绍的病情开具处方寄回，不收分文手续费。这些信遍布全国各地及日本等地。

湖北省一位叫曾仕凌的眼病患者给张老先生写来了一封求治眼病的信。张老接到来信后，立刻按照信上介绍的情况开了处方并寄去。曾仕凌接到回信后，简直不敢相信这是事实。他按照张老开的处方吃药，经过一段时间的治疗病情明显好转。他在信中称张老先生是“不认识的大恩人”“新时代的济公”。

思政切入点

1. 家国情怀

张怀安老先生半个多世纪的诊病历史，无数次地检验了他这种“常将人病如己病”的崇高的职业道德。凡来张怀安家看病的，他都来者不拒，而且不论来者是谁，都一视同仁。张怀安治疗眼科疾患的高深医术和热情为病人服务的良好医德渐渐在省内外传开后，许多患者慕名来信求治。对这些病人，张怀安也同样来者不拒，不仅给他们一一回信，而且还根据信中介绍的病情开具处方寄回，不收分文手续费。这些信遍布全国各地及日本等地。这种对患者的关怀、对祖国健康事业的责任担当令人动容。

2. 文化自信

张怀安通过中医的方法为日本患者牟田口裕之治疗视网膜色素变性，

将其视力分别由 0.1 和 0.3 提高到 0.6 和 0.8，视野明显扩大。对这一惊人的治疗效果，日本《读卖新闻》等多家国内外媒体进行了专题报道，在国外被称为“奇迹之光”，吸引了数百名日本眼病患者来院治疗。这足以体现中医的切实有效性，令中国人为之自豪。

11.

获诺贝尔奖的眼视光医生
——Allvar Gullstrand

结合教学内容 屈光不正。

案例教学目标

如今我们眼科医生日常工作最重要的检查器械毫无疑问是裂隙灯显微镜，它是由瑞典眼科医生阿尔瓦·古尔斯特兰德（Allvar Gullstrand）在20世纪初发明的，Gullstrand提出的模型眼概念和数据至今还在使用，他因其屈光学研究在1911年获诺贝尔奖，是目前唯一一位在眼科专业领域单独获诺贝尔生理学或医学奖的眼科医生。通过Allvar Gullstrand的事迹引导学生不断学习进取并勇于创新，努力成为善于思考、独具个性的学习者。

案例内容

Allvar Gullstrand 1862年6月5日出生在北欧瑞典南部海边的一个小镇Landskrona，名字Allvar在英语中是“严肃、认真”的意思，他在很小的时候就表现出了对数学的特殊爱好，上大学时已经很好地掌握了数学微积分知识，这为以后的眼科屈光学成就奠定了良好的基础。受医生父亲的影响，他1880年进入乌普萨拉大学学医。1894年32岁的Gullstrand到了乌普萨拉大学，担任眼科主任和教授开始组建眼科。

1906年，芬兰医学科学家、生理学家Robert Tigerstedt编写《生理学方法手册》时邀请Gullstrand写一篇关于眼部检查的文章。Gullstrand用了很大篇幅说明检查眼睛光学介质和折射面最好方法是用裂隙聚焦照明和一对显微镜。他可以非常精确地测量眼球各个透明介质如角膜和晶状体的前后表面以及整个眼球的屈光度，并计算出眼球常数，绘制出示意图，这就是今天的“模型眼”。为了测量角膜的前后曲率和厚度，需要观察角膜后表面的反射图像，然后使用与浦肯野反射图像测量晶状体厚度相同的方法去计算，这就诞生了裂隙灯的概念。

发明检眼镜的 Helmholtz 曾试图用斜点照明来观察角膜的后反射，但没有成功，因为光源太弱和漫反射。Gullstrand 使用了能斯特白炽灯，这种灯用的是氧化锆 - 氧化钇陶瓷棒，单独的灯丝加热至白炽状态，灯插在一个暗管的一端，光线经消球差透镜聚焦，再透过裂隙膜片和 14D 非球面透镜聚焦，在角膜上产生一条长 20 毫米宽 5 毫米的强烈线状裂隙光带，光线与检查者视线成一定角度，Gullstrand 非常精确地测量了角膜前后表面，随后计算出其常数，完成了 Gullstrand 模型眼，如今 Gullstrand 模型眼已被眼科研究人员用于无数的眼科和光学计算。

在 Gullstrand 之前已经有人制造出不同的检查眼底仪器，但没有详细的理论说明消除或减少检查时的反光。Gullstrand 的原理是照亮眼底的光线不应与视线重叠，只有通过一个很小的狭窄裂隙 1.5 mm 照明，在患者瞳孔边缘以一定角度投射，通过扩张瞳孔来检查眼底。应用 Gullstrand 这一光学原理的其他仪器包括 1912 年的手持单或双目检眼镜和 1919 年的大型检眼镜，还有后来蔡司于 1925 年推出的眼底照相机。Gullstrand 于 1910 年在海德堡会议上展示了在大学车间制作的台式检眼镜的试验模型，随后蔡司开始制造 6 台仪器，由 Gullstrand 评估第一台，1911 年 Wolfgang Stock 也在海德堡会议上演示了 Gullstrand 大型检眼镜。

Gullstrand 于 1910 年首次被提名为诺贝尔物理学奖的候选人，1911 年被提名为物理学奖的候选人和生理学或医学奖的候选人，或许为了避免近水楼台之嫌，他最后被授予后者。在诺贝尔奖演讲中，他以“我如何发现晶状体囊的调节机制”作为标题，总结了关于眼屈光度研究的大部分内容。Gullstrand 于 1911 年至 1929 年的 18 年间任瑞典科学院诺贝尔物理学委员会委员，1923 年至 1929 年担任主席 6 年。

Gullstrand 是目前唯一一位在眼科专业领域单独获诺贝尔生理学或医学奖的眼科医生。后来有奥地利眼科医生 Fritz Pregl（1869—1930 年）改行分析化学于 1923 年因微量化学分析获诺贝尔化学奖；瑞士眼科医生和生理学家 Walter Hess（1881—1973 年），发明检查眼肌的 Hess 屏和 Hess 遮盖法，因在下丘脑自主控制方面的研究被授予 1949 年诺贝尔生理学或医学奖。

1930 年 6 月 30 日 Gullstrand 因血管硬化去世。他在眼科领域留下了巨大的成就，对人眼光学屈光系统做了不懈的研究，提出的模型眼在今天仍有重要意义，除了获得诺贝尔奖的巨大声望之外，还有裂隙灯和无反射检眼镜这两个眼科史上最重要的仪器，促进了第一个眼底照相机的问世。Gullstrand 发明的裂隙灯显微镜至今依然是全世界眼科医生日常使用的一种不可替代的仪器，他当初研究角膜屈光时并不知道裂隙灯将来会变得多么重要，对眼科产生如此深远的影响。

思政切入点

1. 创新精神

Allvar Gullstrand 发明的裂隙灯显微镜和提出的模型眼概念和数据至今还在使用，体现了创新在医学发展中的重要意义。

2. 敬业精神

Allvar Gullstrand 在眼科领域留下了巨大的成就，对人眼光学屈光系统做了不懈的研究，体现了他敬业的精神。

12.

发现色盲症的色盲化学家——John Dalton

结合教学内容 眼的解剖生理（视网膜）。

案例教学目标

世界五彩缤纷，各种色彩装饰着我们的生活，但有一个特殊的人群，他们眼里的世界异于常人，他们就是色盲症患者。在所有遗传性疾病中，色盲发病率是最高的，男性约 5%，女性约 0.5%，全球估计有 2.5 亿名色盲患者。然而，色盲是如何被发现的？通过介绍道尔顿发现色盲症的故事，引导并培养学生具备发现问题的敏锐性以及孜孜求索的科学精神。

案例内容

1766 年 9 月 6 日，约翰·道尔顿（John Dalton）出生在英格兰北部 Eaglesfield 小村落。虽然家庭并不富裕，但父亲还是想方设法地让他上了本村的教会小学。在学校里，道尔顿好学深思，有股韧劲，解不出难题决不罢休。

1781 年，15 岁的道尔顿外出谋生，来到肯代尔镇，在他表兄办的寄宿学校里担任助理教员，一直工作了 12 年。在那里他遇到了一位才华横溢的盲人哲学家约翰·高夫，高夫为这所学校辅导了许多学生，并将道尔顿置于他的羽翼下，正是在这样一位盲人学者的鼓励与指导之下，道尔顿不仅学到了数学、自然科学、哲学以及希腊文、拉丁文、法文等方面的知识，而且还学会了记气象日记，开始对自然界进行系统的科学观察。道尔顿从 1787 年起坚持写气象日记 57 年，从未间断直至逝世前一天，全部的观测记录超过 20 万条。1793 年，道尔顿出版了他的第一部学术专著《气象观测论文集》，初步总结了他的观测结果，分析了云的形成、蒸发过程和大气降水量的分布等。

1816 年起，道尔顿被选为法国科学院院士、曼彻斯特文学哲学学会会长、英国皇家学会会员、牛津大学法学博士，英国政府授予他金质勋章等多种荣誉称号。

道尔顿研究色盲起源于一件生活小事。相传在一个圣诞节前夕，道尔顿给母亲买了一双棕灰色的袜子作为圣诞节的礼物。当妈妈看到袜子时，感到袜子的颜色过于鲜艳，就对道尔顿说："你买的这双樱桃红色的袜子，让我怎么穿呢？"道尔顿感到非常奇怪，袜子明明是棕灰色的，为什么妈妈说是樱桃红色的呢？疑惑不解的道尔顿拿着袜子又去问弟弟和周围的人，除了弟弟与自己的看法相同以外，被问的其余人都说袜子是樱桃红色的，道尔顿对这件小事没有轻易地放过，他经过认真的分析比较，发现他和弟弟的色觉与别人不同。原来，自己和弟弟都是色盲。

现在可以查阅到的有关道尔顿对色觉异常认识的最早记录来自《曼彻斯特文学与哲学学会回忆录》，让他意识到自己与他人不同的是植物和花卉。1792 年秋天，道尔顿意外地在烛光下观察到天竺葵花的颜色变化，他才确信自己眼睛的特别之处。这种被大多数观察者称为粉色的花在道尔顿看来总是天蓝色的，但是当他在夜晚烛光下看到它时，却变成了强烈的"红色"，但这不是真的红色，而是道尔顿眼中的红色——常人眼中的灰黄绿色。随后他以自己为研究对象，仔细分析了自己的色觉问题，并写下了人类第一次正式研究色盲现象的论文——《论色盲》。

道尔顿的发现引起了同时代科学家的兴趣，因为他不仅提出了一种遗传性视力异常，而且还提出了一种潜在的解释。即使他没有继续这项工作，他也鼓励那些对颜色和视觉感知有更直接兴趣的人思考他的实验及其对视觉电生理学的影响。直到 1802 年托马斯杨的一份报告才清楚地描述了三种视网膜受体接收到不同波长的光从而产生三原色的概念，因此道尔顿在描述自己的色差时没有这些概念可以使用。

尽管道尔顿对我们今天所知的色觉理论的某些方面的理解是错误的，但科学思想的发展很少是线性的，它始于洞察力、毅力，有时还包括宣传。道尔顿的洞察力及毅力打开了眼科对颜色测试和颜色感知的大门，他对色彩缺失现象的传播，对包括艺术家在内的很多人具有不可估量的价值。在今天的欧洲，色盲仍常被称为"道尔顿症"。同时，道尔顿也被用作化学中的一个分子量单位，以他的名字作为原子质量单位（Dalton，Dal，Da，D），在生物化学、分子生物学和蛋白质组学中经常被使用，例如大分子蛋白质质量，通常用 kDa（千道尔顿）来表示。

伟大的道尔顿不仅发现了红绿色盲现象，作为一名孜孜求索的科学家，他认为自己的玻璃体是蓝色的才导致了部分色觉异常，提出死后捐出眼睛供科学研究，以找出色盲的原因。1995 年，英国科学家对他保存在英国皇家学会的一只眼睛进行了 DNA 检测，验证了他确实是红绿色盲患者，为这位身体力行探索研究自然规律的科学家画上了一个完美的句号。

思政切入点

1. 科学精神

道尔顿的洞察力及毅力打开了眼科对颜色测试和颜色感知的大门，他对色彩缺失现象的传播，对包括艺术家在内的很多人具有不可估量的价值。

2. 奉献精神

道尔顿把大部分时间用于做实验和论文宣读会等学术活动，除发现红绿色盲现象外，他还发现各地的大气都是由氧、氮、二氧化碳和水蒸气四种主要物质成分的无数微粒或终极质点混合而成的，总结出气体分压定律，确认了原子的客观存在。正因为有像他这样的学者们为科学献身的精神，人类才会在文明的历程中不断前进。

3. 淡泊名利

道尔顿终生未婚，也淡泊名利，宣称他不会为了世俗的荣誉而向地球上的任何人低头，无论是国王还是君主。

13.

细菌学之父——Robert Koch

结合教学内容 眼科疾病的病因病理。

案例教学目标

结合历史及时代先锋中的医学人物及医学事迹，培养医学生探索创新和严谨治学的科学精神，同时，也可以将他的经历投射到自己身上，思考目标、理想的有关问题，也可以在面临重大抉择时作为参考。

案例内容

罗伯特·科赫（Robert Koch）是一个出生于平民家庭，带有传奇色彩，又功勋卓著的微生物学家。罗伯特·科赫 1843 年 12 月出生于普鲁士的克劳斯塔尔（现属德国）。这一年 19 岁的法国科学家路易·巴斯德刚进入巴黎高等师范学校学习，朝气蓬勃、志存高远的他一定不知道，一个神童在邻国诞生，未来将和他展开激烈的较量，共同推动全世界的微生物学和医学大踏步向前发展。

科赫 5 岁时，作为矿工的父亲惊讶地发现，在从来没有对儿子进行启蒙教育的情况下，自己的儿子居然能够阅读报纸，并且已经坚持了相当长的一段时间。更匪夷所思的是，这个小孩居然还在写作！科赫的父亲发现了孩子的天赋，大加鼓励，给他提供了不少语言文学方面的资料，期望将他培养成一代文豪。不料，科赫读到高中时，校长也发现他天赋异禀，对他说："学文学太浪费人才了，科赫学好数理化，让普鲁士更伟大！" 19 岁那年，科赫怀着对科学的热情和对未来的憧憬，到哥廷根大学学习。在那里他遇见了专门研究传染病的医学家亨勒，并很快加入了亨勒的研究组。从导师亨勒那里，他得知传染病是由活的寄生生物引起的，这对他后来的成功产生了深远的影响。1866 年，23 岁的科赫以优异的成绩毕业，并获得了德国汉堡总医院医生助理的职位。但不久普法战争爆发，他毅然从戎，以战地医务人员的身份为国效力。1872年，他被委任在一个偏僻的乡镇医疗卫生所当医官，职务相当于现在国内乡镇中心卫生院（那时就是一个小破诊所）的院长。这个地方被称为沃尔斯坦，现在位于波兰境内。从此他与图书馆、实验室等科学工作场所断绝了联系，每天面对的是各种疾病缠身的患者和牲畜。他生而带有慈悲之心，总是真诚地站在乡民的角度思考问题，以至于他的小破诊所从早到晚求医的人络绎不绝。

可科赫始终不忍搁置内心深处对科学探索的渴望，便在公寓里组建了一个实验室。说是实验室，其实设备就只有一台显微镜，工作人员就两人——他和他的妻子艾玛。当时，欧洲的畜牧业正遭遇着重大的挑战，炭疽病肆虐，医生们束手无策。科赫看着每天农场里一批批的染病而死的牛羊发黑的尸体从农场中运出来，心急如焚。他决定对这种令人憎恶的疾病展开研究！没有任何前人研究可作为借鉴，也没有像样的实验设施，甚至连研究时间也得不到保障。他观察到染炭疽热死亡的羊，血液是黑色的，在显微镜下有许多杆状物。这些小家伙到底是不是炭疽病的病原微生物呢？他想一探究竟。为此，他制订了一个环环相扣的实验计划。

第一步，证明这些杆状物是活物，而非羊生病后产生的残渣。他设想把病羊的黑血引入到健康羊体内，观察后者是否发病。然而，他缺的东西有点多：缺注射器、缺手术台、缺无菌操作台……最尴尬的问题是——缺羊，因为穷。条件简陋、资源匮乏并不能成为打退堂鼓的理由，因为科赫自始至终都深爱着微生物研究，自始至终都深爱着这片土地和这里的人民。于是他用小鼠代替了羊。生物材料有了。但接种用的注射器是没有的。注射器真正被发明是1853年，当时还没有被广泛使用。“那就用木屑吧。”科赫说：“是简单了点，加热消毒后蘸取血液刺入小鼠的尾巴还是可以起到接种的效果的。”果然，次日接种了病羊黑血的小鼠死了，而接种了正常血液的小鼠却安然无恙。但这并不足以说明显微镜下杆状的物体就是活物，就是病原体。

第二步，他需要提纯出来。当时科学界仅仅是刚刚敲开微生物世界的大门，尚停留在巴斯德的“酵母这种微生物引发了糖分到酒精的转变”这个层面。科赫四处寻找可用的培养基来体外培养炭疽杆菌，最后终于找到了牛眼液！他简直是尝遍百草的赤脚医生，发掘着身边可用的一切材料来搞研究！恒温培养箱——用木箱子做的、用油灯加热，每晚要守在油灯前加灯油；木屑接种——用消毒的木屑给动物接种病原体；牛眼液——牛眼睛里面的清液用作培养微生物的培养基；载玻片培养基——将微生物培养在载玻片上（固体培养基）方便显微镜观察；悬滴培养——将微生物培养在载玻片底部（液体培养基）方便显微镜观察；第一个使用油镜——可以提高显微镜的分辨率；第一个给显微镜下的物像拍照；第一个使用暗场聚光镜……

虽然跌跌撞撞，他的牛眼液培养基经常被杂菌污染，但不久他果然纯化得到了炭疽杆菌菌落。并且将其接种到动物体内显示，这些杆状微生物就是炭疽热的病原体。在此期间，他接诊了一位富人，展示了他精湛的医术，这使得他在这一地区声名大振，也因此拥有了源源不断的收入。不久后，他访问了德国的许多科学研究中心，先进的实验设备、规范的实验程序在科赫心中形成烙印。

受此经历的影响和启发，科赫决定用照片的形式记录下他在显微镜下看到微观世界。他精益求精的钻研精神很快使他的显微镜技术达到世界顶尖水平——他是第一个给细菌拍照的人，而且照片非常之精美！但科赫还不满意，他的口头禅是："不行，我觉得证据还不够充分！"

第三步，推广到多种动物实验。他开始用豚鼠、兔子、狗、青蛙和鸟类等动物进行实验，结果依然准确无误地证明了他的观点。"再等等，我还是觉得证据不够充分！"随着思路慢慢厘清，他意识到"细菌是病原体"这个结论的一个致命的问题：据他观察，这些杆状细菌的生命特别脆弱，以至于在水里一段时间后就会死掉，它是如何做到每年都感染不同地方成千上万头牛羊的呢？科赫又冷静下来，没有急于将自己的研究成果公之于众。因为他知道，自己适合在安静条件下探索真相，一旦公布，自己将被热烈讨论，很难保持现在这种宁静的心态去做研究了。

第四步，寻找炭疽热的病原。命运没有让科赫在真相面前等太久。有一天，他偶然发现一个忘记丢掉的废弃培养液中存在许多球状的细菌。他一开始以为是杂菌污染了，没有太过在意。后来越想越不对劲，这是一个行将枯竭的培养基，杂菌污染了也应该是杆状的炭疽菌更多，怎么会出现过半的球状细菌呢？他赶紧追踪观察了这样的培养物。发现，随着时间的推移，在这种"枯竭"的培养基中，球状细菌越来越多，杆状细菌越来越少，而总数不变或者是减少了。他滴了一滴新鲜的培养液上去，球状细菌居然又变成了杆状！

这时候科赫突然灵光一闪，这个在干燥状况下可以存活很久而且可以在有养分的条件下转化成可以致病杆菌的球状细菌，不就是存活在草原年年可以感染牛羊的病原吗？为了证实这个球状菌（我们现在称之为"孢子"）是杆状菌的稳定形态，他把充满杆状菌的小鼠脾脏放在培养箱里一天，果然发现那些杆状菌都变成了球状菌，而把球状菌放到培养液里它又变成了杆状菌。

终于，他把心里所有的疑问全部解开了：炭疽热是炭疽杆菌在动物体内大量繁殖引起的，炭疽杆菌非常不稳定，在脱离牛羊体内的环境里是无法生存的，但在染病而死的动物体内，它能迅速转化成一种能抵御恶劣环境而生存下来的细菌形态（称为孢子），孢子可以在土壤中长期存在，也可以在空气中扩散，导致年年都会暴发炭疽热。

1876年，科赫把自己研究的结果汇总成3页纸的论文，并附上他精心绘制的炭疽杆菌生活史的图片和令人啧啧称奇的显微镜照片，寄给了当时世界上细菌学界权威科恩和医学界权威菲尔绍（两人都是科赫大学时期的偶像）。这篇无可辩驳的论文让科恩兴奋不已。他邀请科赫到自己的实验室演示。这次为期3天的演示让科赫成为细菌学界一颗冉冉升起的新星，同时也对诸多当时还是学生的未来科学家产生了深远影响，包括后来的诺贝尔奖得主贝林、埃尔利希等。而科赫，也开始进入当时世界最先进的微生物学实验室做实验，开始向微生物学的巅峰冲刺。

此后，科赫一路高歌猛进，也一直未偏离国家和人民的需求。1882年，科赫发现了结核杆菌，并发表了结核杆菌的经典著作。1883年，他前往埃及、印度等国家研究霍乱，后来他制定了控制霍乱流行病的规则，为全球霍乱的控制做出了巨大贡献，其影响一直到今天。他还带领着他的团队陆续研究了牛瘟、牛热、寄生虫等，为世界医疗卫生事业的发展起到了巨大的推动作用。

最为世人所知的是，他提出的科赫法则。这是一套科学验证方法，用以验证了细菌与病害的关系，被后人奉为传染病病原鉴定的金科玉律，是所有微生物学入门学习的必备宝典。科赫获得了许多奖项和奖章，海德堡大学和博洛尼亚大学的名誉博士学位，柏林、沃尔斯坦和他的家乡克劳斯塔尔的名誉公民称号等。他被授予德国皇冠勋章、德国红鹰勋章、大十字勋章，以及来自俄罗斯和土耳其的勋章。1905年，他获得了诺贝尔生理学或医学奖。1906年，他回到中非从事人类锥虫病的控制工作，在那里他报告说 atoxyl 对抗这种疾病的效果与奎宁对抗疟疾的效果一样。此后，科赫继续他的细菌学和血清学实验工作。

参考素材

谢德秋 . 结核杆菌发现者罗伯特 · 科赫——纪念结核杆菌发现100周年[J]. 自然杂志，1982年。

思政切入点

1. 家国情怀

科赫在普法战争期间中看到人民饱受战争和疾病的摧残，一生致力于研究疫病的病因，为成千上万的人带去生的希望，这体现了他对国家和人民的热爱。

2. 敬业精神

他在十分简陋的条件下，克服重重困难，发现了炭疽杆菌，发现并培养了结核杆菌，研究了鼠疫、疟疾等多种传染病；为了总结“科赫法则”，他曾经7次到国外做调研。这些都体现了他高度的敬业精神。

3. 科学精神

科赫能发现多种传染病菌、总结出“科赫法则”，并不是偶然，这是以大量的试验和实验为基础的，体现了他严谨求实的精神。同时，科赫与他的团队发扬创新精神，创造性地使用房水培养炭疽杆菌芽孢、发明酒精亚甲基蓝染色法和固体培养基，对医学研究的发展起到重要推动作用。

4. 奉献精神

第五次霍乱暴发期间，科赫到埃及等地进行医疗援助，为了找出病因，他们冒着极大的危险开展令人恐惧的尸检，还主动申请到印度进行调研，检查大量的病尸。正是这种伟大的奉献精神，才使人类找到霍乱的元凶——霍乱弧菌。

5. 勤奋学习

科赫之所以给人留下大量宝贵的财富，一个重要原因是他有超高的专业素养。医学职业对专业素养要求很高，要做一名优秀的医生，必须努力学习、打牢基础。

14. 中国眼科磅礴力量——姚克

结合教学内容 晶状体病（白内障）。

案例教学目标

本案例通过姚克教授在眼科领域的杰出事迹，让学生深刻体会到身为一名医学生，应培养医者仁心、救死扶伤的品质，涵养严谨求实、探索创新的科学精神。

案例内容

“我是改革开放的亲历者、参与者，也是受惠者，让国内眼疾患者看得见，始终是我奋斗的初衷。”20 世纪 80 年代末，杭州学子姚克获得眼科医生出国留学的机会，并一举拿下瑞士眼科最高奖，成为当时该奖设立 50 多年来唯一的亚洲得主。面对恩师的盛情邀请，他毅然选择回国。回国后，姚克推动国内白内障手术的五次革新，使百万眼病患者受惠，将中国眼科实现从“一穷二白”到“接轨世界”再到“引领世界”的跨越。

作为我国白内障手术技术发展的亲历者、眼科飞速发展的见证者，姚克主刀手术达 4 万多例，以第一完成人荣获 3 次国家科技进步奖二等奖，3 次省科技进步奖一等奖和 1 次省科技重大贡献奖；累计发表学术论文 473 篇，其中 SCI 收录 258 篇；获得国家专利 18 项，其中国家发明专利 8 项。承担国家“十一五”科技支撑计划和重点国家自然科学基金等 30 多个科研项目，在浙江率先基本实现县级医院即可完成“超乳白内障手术”的计划，并建立我汽车眼科流动医院，成为取得卓越成就的中外知名眼科大家。

姚克出生于眼科世家，其父亲姚锡琥是我国老一辈的眼科专家。受父亲的影响，少年时代的姚克就对眼科很感兴趣，并立志成为一名像父亲一样受患者信赖和尊重的眼科医生。功夫不负有心人，1974 年，24 岁的姚克终于如愿以偿地成了一名眼科医生，开始了系统的学习和知识、经验的积累过程。白天他尽心尽职做好本职工作，晚上如饥似渴地学习专业知识。经过努力，1979 年姚克顺利地考取了山东医学院硕士研究生，导师是著名眼科专家孙桂毓教授和吴燮灿教授。硕士毕业工作三年后，姚克又考取了上海第二医科大学博士研究生，师从著名眼科专家陆道炎教授。

求学期间，姚克在科研方面表现出极高的天赋。由于有名师指点和个人的刻苦努力，读博时，他的科研项目“非球面等视像后房型人工晶体的研究 - 设计 - 研制及临床应用”就获得了国家科技进步奖二等奖，使他成为国内首位获得该奖项的学生。在此期间，姚克曾赴美国孟菲斯白内障和眼科中心进修，接触到了国外先进的白内障超声乳化及人工晶体植入术。“看到这么大规模的眼科医院，还有这么多的先进医疗设备，一下子就被震撼到了。”姚克回忆到，“当时国内医院的视野仪还是手动的，那些先进的设备仪器可以说是想都不敢想。”

当时国内的白内障手术仍在使用沿袭了 200 年的大切口整体囊内摘除的传统方法，手术切口长达 12mm。而国外这种先进的超声乳化手术技术，眼科医生能够在 15 分钟之内将白内障手术做得非常完美，手术切口只有 3mm 左右且不需缝合，术后视力恢复好，并发症少。这让姚克大开眼界，同时他也看到了国内与国外的巨大差距。从那时起，姚克就下决心要将这种先进的手术方法引进国内，造福国内患者。

博士毕业后，姚克加盟了浙江医科大学附属第二医院（现浙江大学医学院附属第二医院）。为了攀登国际眼科学的更高峰，他又远赴瑞士巴塞尔大学眼科医院从事博士后研究工作，师从国际著名眼科专家 Flammer 教授。他在博士后期间的研究成果“猪眼动脉内皮依赖性调节”获得了瑞士眼科最高奖——Alfred-vogt 奖，成为当时该奖项设立 50 多年来唯一的亚洲获奖者。

1990 年 7 月，姚克结束了在瑞士的博士后研究工作，迫不及待地想回到国内，用他的所学报效桑梓。他的导师希望这位高徒能留下来，并为他提供了月薪接近 9000 瑞士法郎的职位，一个月的薪水就相当于在国内工作 10 年的收入。但姚克婉拒了恩师的盛情邀请，义无反顾地踏上了回国的归程，并用获奖得到的 1 万瑞士法郎购买了一台全自动视野计，辗转运回国内赠送给了浙江医科大学（现浙江大学医学院）。

“那时，国外不缺医生，但中国缺。”姚克说：“我的眼科事业在国内，国内的患者需要我，国外再优厚的薪水和待遇都无法打动我，我要成为像父亲一样受患者信赖和尊重的眼科医生。”从瑞士回国后，姚克积极改进传统的白内障手术技术。经过反复实践，姚克首创了“手法切核小切口白内障手术”技术，将白内障晶体核一切为二，分两次圈出，从而成功将手术切口从 12mm 缩小至 6mm，比传统方法缩小了一半，使手术创伤和术后视觉质量有了显著提高。当时，这一创新性的手术技术在国内眼科界引起了不小的轰动。

1992 年底，在姚克的不懈努力下，浙大二院眼科引进了第一台超乳仪，姚克也成为国内开展白内障超声乳化手术的第一人。经过多年不断的钻研和改进，姚克的小切口白内障超声乳化和折叠式人工晶状体植入术已经十分完善和成熟，仅他自己就用这一手术方法为数万名患者带来了光明。推广到全国后，其已成为我国白内障手术的主流方法。2005 年，姚克又成功地实施了白内障微切口“冷超乳”手术，将手术切口突破性地缩小至 1.5mm，并大大减少了手术时间和手术过程中的超声波能量，术中组织创伤几乎可以忽略不计，术后实现零散光。

在推广微切口白内障“冷超乳”手术的过程中，姚克发现，这一手术方法效果虽然非常完美，但手术难度更大、技术含量更高，对医生操作水平、手术设备、手术器械都有较高的要求。于是，2006 年 5 月，经过探索实践，姚克又在国内率先开展了一种更容易掌握、更容易推广的“单手、微切口”的“同轴 1.8mm 微切口超声乳化手术”。其手术过程和“小切口白内障超声乳化手术”的操作方法完全一致，每一位掌握普通白内障超乳手术技术的医生，几乎不需任何过渡程序，都可顺利完成“同轴 1.8mm 微切口超声乳化手术”，而且术后效果很好。

随着国际眼科医疗技术水平的提高，各种先进的手术设备和手术方法不断涌现，姚克也从未停止探索和学习的脚步。2014 年年初，姚克又在国内开展和推广了“飞秒激光辅助白内障手术”，极大地减轻对眼球和角膜内皮细胞的损伤，使手术更安全，术后恢复也更快。同时，也大大地拓宽了手术适应范围，使得一部分从前不宜进行手术的角膜内皮细胞数偏低的白内障患者，可以及时得到治疗。他本人也被公认为我国屈光性白内障精准手术的创始者。自此，姚克以他过硬的专业素养和孜孜不倦的追求，完成了白内障手术的“五次技术革命”，使我国的白内障手术技术保持国际先进水平。

几十年来，姚克一直将自己定位为一名“普通医者”，他关注的目光始终没有离开那些需要他的患者和最基层、最贫困的普通百姓。有时因事不得不临时停诊，事后他总会把耽误的时间补上，留给患者的时间雷打不动。姚克还非常热衷于公益事业。有一次，姚克随省残联组织的专家组赴浙西山区进行“防盲治盲”普查，遇上一位双眼因白内障几近失明的 70 多岁老人。由于贫困，老人已在昏暗中生活了许多年，平时只能靠系在山道两旁树枝上的一只只白色塑料袋为标识，摸索着上下山，生活极不方便。这一幕对姚克触动很大，于是他萌生了创建一家“汽车眼科医院”，到贫困、孤老患者家门口为他们免费进行复明手术的想法。

1996 年，经过积极努力，姚克创建了全国首家“汽车眼科医院”，并经常带队下乡开展免费“送光明”行动。他踏遍山区、海岛与边疆，开展免费白内障手术近 12000 例，在中西部地区建立 9 所复明中心，为防盲治盲工作作出了突出贡献。几十年来，支撑姚克不断前进的动力，是他曾经许下的三个愿望：拥有国际最先进的眼科设备和仪器；建立“汽车眼科医院”，为贫困患者免费手术；建立一所更大、更宽敞的眼科专科医院。

参考素材

傅跃增，王艳，金凯红 . 缔造光明的使者——访浙江大学医学院附属第二医院眼科中心主任姚克教授 [J]. 健康博览，2014 年。

思政切入点

1. 家国情怀

面对恩师的盛情邀请，姚克毅然选择回国。回国后，他推动国内白内障手术的五次革新，使百万眼病患者受惠，将中国眼科实现从“一穷二白”到“接轨世界”再到“引领世界”的跨越，体现了他对国家和人民的热爱。

2. 科学精神

姚克团队完成了世界上最多例数的“飞秒激光白内障手术”，他本人也被公认为我国屈光性白内障精准手术的创始者。自此，姚克以他过硬的专业素养和孜孜不倦的追求，完成了白内障手术的“五次技术革命”，使我国的白内障手术技术保持在国际先进水平。

3. 奉献精神

姚克热衷于公益事业，经过积极努力，姚克创建了全国首家“汽车眼科医院”，并经常带队下乡开展免费“送光明”行动。他踏遍山区、海岛与边疆，开展免费白内障手术近 12000 例，在中西部地区建立 9 所复明中心，为防盲治盲工作作出了突出贡献。

15.

失明深渊的刹车人
——王宁利

结合教学内容 青光眼。

案例教学目标

王宁利教授的故事不仅展现了一位眼科大家的精彩成长史，更能予以青年医生诸多启发，并引领后辈青年在眼科领域持续探索，为造福更多眼病患者而奋斗。

案例内容

我国是世界上眼盲和视觉损伤患者最多的国家之一，主要致盲性眼病以白内障、近视性视网膜病变、青光眼、角膜病、糖尿病视网膜病变为主。这些疾病中，大部分患者可以通过手术治疗的方式重见光明。青光眼是致盲性眼病之一，我国有2100多万的青光眼患者。这种病的可怕之处在于，它会蚕食视神经，造成严重的视力损伤。目前现代医学尚无法让受损的神经恢复，这意味着青光眼一旦病发，对视力的伤害是不可逆的。它就像一辆疯狂的汽车，没有刹车和倒挡，载着患者一路奔向黑暗的深渊。

在北京同仁医院的眼科会诊中心，每天都有数以千计的患者，因为各种眼部问题前来就诊。王宁利是我国眼科领域首屈一指的专家，他曾经是北京同仁医院的院长。65岁退休以后，王宁利仍坚守在临床和科研的一线，为众多青光眼患者守住人生最后的光明。作为一名医生，王宁利总是耐心、细致地与每一位患者和家属沟通。

7岁的轩轩是前来求助王宁利的一位患者。在家乡医院，轩轩被诊断出患有先天性青光眼，因为发现得太晚，他的眼睛状况不容乐观，必须要与病魔争分夺秒抢光明。于是，来到北京同仁医院求助，成了这家人的最后一搏。轩轩的病情已经进展到青光眼晚期。长期的高眼压让年幼的孩子视神经承受着常人两三倍的压力。大部分青光眼患者都是眼球内压力升高，引起视神经的压迫而导致视功能受到损害，而眼内压升高的原因是眼内循环的水不能顺畅排出。房水是通过眼睛的房角结构排出，当青光眼发作时房角仍然处于开放状态，则被称为开角型青光眼。相应地，闭角型青光眼发作时，房角则是关闭的，这一类型的青光眼占中国患者中的80%。传统的青光眼手术是通过切除部分小梁组织的方式形成新的引流通道，但这种手术创口大，手术以后出现局部瘢痕、增生的情况较多。2010年，王宁利率先把国际通用的青光眼微创手术引进国内，并加以改进，数年时间，已经做了一万多例。不同于传统的青光眼手术，它创口小，可以在可视激光微导管引导下操作，安全系数高，是儿童先天性青光眼患者的首选术式。经过诊断，轩轩左眼病程进展较快，王宁利决定先为他进行360青光眼微创手术，术后根据恢复情况，再择期对右眼进行手术。令人没有想到的是，术后第二天，轩轩左眼的眼压就出现了反跳，短暂升高。这虽是一种常见的术后并发症，但这么快就出现，仍是十分少见，这再一次说明了轩轩病情的复杂性。

如何更好地减少术后并发症、减轻患者的痛苦，是王宁利一直在思考的问题，也是他带领团队不断探索的动力。三十多年来，王宁利一直坚持临床与科研相结合，不断突破天花板。除了创新诊疗方案，有关的眼科检查仪器和设备，也需要提高和创新。在十几年前，即使是国外最先进的检查设备，也无法达到王宁利心中完美的检查标准。当时国内曾引进一种叫作高频超声的技术，却不适用于检查中国人的眼睛构造。作为一个眼科医生，王宁利看着患者被失明的恐惧折磨，心里格外痛苦。带着西北人的那股执着劲儿，他决定自己带领团队进行研发。为了能尽早研究出适合检验中国人高发的闭角型青光眼的设备，王宁利和团队早上7点来上班，常常忙碌到夜里11点，在医院里，他们也被同事戏称为“711团队”。历时五年，王宁利带领团队最终在国内外首先设计研发出具有自主知识产权的眼用全景超声生物显微镜。不满足于已有的成就，他又带领团队建立了闭角型青光眼的中国治疗方案，创建了发病机制的新分类，并在国际上首次提出“眼颅压力梯度学说”。

由于轩轩左眼术后发生并发症，王宁利决定为他的右眼尝试一种全新的手术方式。这是团队经过十年研究，创新性地提出的王氏3T手术，这是一种真正由中国人从源头设计、开创的青光眼微创手术，实现了技术平台、手术耗材、医疗器械的全部国产化。轩轩所患的青光眼类型和成人的病程相似，具备做3T手术的条件。于是，轩轩成了第一例接受3T青光眼手术的孩子。所谓3T手术，是一种治疗青光眼的微创手术，通过小梁网上的微小切口，利用导管将最细的手术缝线带入到眼内的Schlemm管中，通过导管注入粘弹剂，可以同时解决 Schlemm 管塌陷、疝入小梁网、集液管堵塞等多种问题，留在眼内的富有弹力的缝线还可以调节松紧，从而达到引流房水、降低眼压的目的。

普通头发的直径一般在 0.06 ～ 0.09 毫米，而术中所使用的手术缝线，比最细的头发还要细上三分之一，用这样的缝线做手术，其操作的精细程度不言而喻。人的眼内大约有 120 万个神经元，一旦损伤或丢失，就会造成不可逆的视力损伤。显微镜下，王宁利的每一个细小操作，都如履薄冰，摄像机拍摄下的画面，也仿佛静止一般。在王宁利精密的操作下，闪烁着红灯的导管，在眼睛内部的 Schlemm 管内慢慢地前进，这就如同一辆挖掘机在一片漆黑、塌方的隧道内行驶，如何疏通拥堵的石块又能安全前行，全凭司机的经验和手感。30 分钟后，轩轩右眼的 3T 手术顺利结束。7 岁的轩轩被推下了手术台，而 65 岁的王宁利依旧在手术台上耕耘。

为了让更多的患者保留视力、重见光明，平均每个手术日，他都要做 15 ～ 20 台手术。从呱呱坠地的婴儿，到耄耋之年的老人，来自全国各地的患者，都在王宁利的帮助下，得以保持光明。就在不断突破，打破天花板的精神下，王宁利先后提出了我国闭角青光眼房角关闭多样性的理论，创建了发病机制的新分类，在国际上首次提出“眼颅压力梯度学说”，研发了国产相干光眼底照相机，在国内率先建立了基于影像学的远程筛查新模式，使开角型青光眼的检出率和早诊率均得到大幅提高，推动了中国眼科水平的提升，增加了中国在国际眼科领域的影响力。2013 年、2014 年，王宁利连续两年获得国家科技进步奖。

虽然已经成为我国眼科领域的领军人物，直到现在，王宁利依然没有放弃向治疗青光眼的更高难度挑战，不断拓宽眼科治疗的边界。他总期待着，能为那些连手术都无法解决的高眼压青光眼患者找到突破的方法。为此，他多次尝试，展开多轮实验。一个个患者留下了光明，一台台精益求精的手术，一项项振奋人心的成果，一场场循循善诱的教学，一次次跋山涉水的远行，组成了他 30 余年默默奉献的事业拼图。他也成了目前中国完成手术量最多的青光眼专家之一。明确目标，坚持到底，是王宁利锐意进取、获得成功的秘诀。30 多年间，王宁利步履不停，一方面坚守一线，为无以计数的患者守护光明，一方面紧抓科研，将更优的诊断机制、手术方案推广到全国，乃至全世界。他希望，所有的青光眼患者都能得到有效救治。

参考素材

个人图书馆网：王宁利教授：眼科医路成长史——机会永远留给有准备的人。

思政切入点

1. 家国情怀

如何更好地减少术后并发症，减轻患者的痛苦，是王宁利一直在思考的问题，也是他带领团队不断探索的动力。为了让更多的患者保留视力、重见光明，平均每个手术日，他都要做 15 ～ 20 台手术。来自全国各地的患者，都在王宁利的帮助下，得以保持光明。他也成了目前中国完成手术量最多的青光眼专家之一。

2. 奋斗精神

为了能尽早研究出适合检验中国人高发的闭角青光眼的设备，王宁利和团队早上 7 点来上班，常常忙碌到夜里 11 点，在医院里，他们也被同事戏称为“711 团队”。历时五年，王宁利带领团队最终在国内外率先设计研发出具有自主知识产权的眼用全景超声生物显微镜。

3. 科学精神

在不断突破、打破天花板的精神指引下，王宁利先后提出了我国闭角型青光眼房角关闭多样性的理论，创建了发病机制的新分类，在国际上首次提出“眼颅压力梯度学说”，研发了国产相干光眼底照相机，在国内率先建立了基于影像学的远程筛查新模式，使开角型青光眼的检出率和早诊率均得到大幅提高，推动了中国眼科水平的提升，增强了中国在国际眼科领域的影响力。

16.

中国眼视光的开拓者——瞿佳

结合教学内容

屈光不正。

案例教学目标

创新意味着敢为人先，大力弘扬创新精神，就要敢为天下先。瞿佳教授就是这样一位开拓创新、锐意进取、执着自信的温州人，创造了眼视光学科领域和高等教育改革领域诸多的“第一”和全新模式。通过学习借鉴他的先进事迹，弘扬创新精神，激发当代学生创新的自信和勇气，激励学生把握新时代赋予的历史机遇和使命，保持强烈的信心和决心，敢于提出新理论、开辟新领域、探寻新路径，不断抵达新高度。

案例内容

瞿佳是我国眼视光学高等教育的主要开拓者之一，他将传统眼科与现代光学结合，于1988年在温州医学院（现“温州医科大学”）创建了国内首个眼视光学系，被国际学术界誉为“眼视光学高等教育的中国模式”并成功推广，帮助、指导国内多所医学院校建立眼视光学专业。在温州创办了国内首家眼视光医院。

作为中国眼视光高等教育的开拓者和全球知名的眼视光领域专家，瞿佳教授的人生经历与其他科研型教授截然不同。身为一名温州人，他的人生轨迹有着深深的温州烙印。出生于1955年的瞿佳教授经历过那个时代特有的艰难困苦。温州在20世纪五六十年代一直是与台湾国民党对峙的前沿阵地，再加上温州的耕地等自然资源匮乏，地处偏远，使得温州人不断走出去寻找出路。所以在1977年恢复高考之前，瞿佳教授已经在社会上摸爬滚打了很多年，他拉过板车，生产过螺丝钉、钢板，当过供销员，下过乡也教过书，温州当地人都亲切地称呼他为“瞿先生”。在参加高考之前，除了没有扛过枪，当时为数不多的工种他几乎都经历过。

丰富的社会阅历让瞿佳教授学到了很多，他始终没有放弃通过知识改变命运的想法。恢复高考后，他重新拿起了书本，加入了高考大军。从成功报考，到坐在考场，他只有十多天的复习时间。由于扎实的学习基础，再加上平时喜欢阅读，他还是有惊无险地考入了温州医科大学（原温州医学院，以下简称温医大）。谈起在“社会大学”中这段经历，瞿佳教授感慨万千，那时候他曾乘坐绿皮火车跑遍全国所有省份，有 11 天坐 8 趟夜车的记录。这些难忘的经历，让他对社会和人生有了更深刻的了解和认识，明白了如何在没有希望的年代去坚持梦想和寻找希望。虽然当时社会动荡、学习不易，但是依然怀揣梦想，努力学习报国，正是因为有着这样的学习精神，最终他才能取得今天的成就。

而真正引导、带领瞿佳教授走入眼视光专业领域的是他的研究生导师——缪天荣教授。缪天荣教授是我国著名的眼科、视光学专家，1959 年他用“一张纸、一支笔、一把尺子和一个头脑”研制出了对数视力表和五分记录法，也是全世界最早的标准对数视力表，可以称得上是国内眼科光学专业领域的开拓者。缪天荣教授的教学思想以及对科学的严谨作风对瞿佳教授影响很大，正是有了他的教导和指引，瞿佳教授才走上了眼视光的研究道路。

1985 年，瞿佳教授研究生毕业后，留校从事科研和教学工作。带着温州人与生俱来的创新基因，瞿佳教授在学术上也敢闯敢拼，萌生了开设眼视光系的想法。1987 年，瞿佳与王光霁教授在深圳召开的国际眼科学术大会上，受国外视光学专家演讲的启发，认定“依眼科，傍光学，视在中间”的视光学正是他们想要创建的品牌。于是他们开始为这个目标而努力。王光霁曾留学美国，他告诉瞿佳教授，在美国视光学与眼科是两个独立的学科，隶属于不同学院；然而两个学科交叉领域多，常常面临“冲突”和“打架”的局面。那是否要照搬美国学科模式呢？两人经过一系列的调研、探讨，最终决定将视光学与眼科相结合教学，在中国开设眼视光学专业。在争取到有关部门的同意和支持后，于 1988 年开始正式招生。

在 1988 年之前，眼科业界还没有“眼视光学”一说。瞿佳教授和王光霁等人大胆突破西方眼科学和视光学两大学科的壁垒，将两者有机结合，率先提出了“眼视光”这个专有学科、专业名词，将眼健康研究从单纯的治疗眼科疾病延伸到完善视觉功能、保护视觉健康的领域。这一独创性的学科定位在国内外独树一帜，是眼视光学核心竞争力形成的关键所在，缔造了中国首个“眼视光”专业，中国首家眼视光学院也由此诞生。

作为一所地方性的医学院校，如何突破发展局限，为国家高等教育和医疗卫生事业作贡献？瞿佳给出的答案是，在办学过程中坚持“顶天立地”“以特色创优势，以创新求发展”。“作为一地方院校，必须找准突破口，发挥出自己的优势和特色。别人做鱼翅、做大菜，我们就做拌黄瓜这样的小菜，但要做到全国第一！”瞿佳总这么说。地方院校的财政投入、资源分配有限，那就要集中力量，找准目标，错位竞争，以特色发展，打造亮点、特色学科等。“顶天”指坚持科技创新，发展特色，在某一方面或某一点上力争达到国内乃至世界先进水平；“立地”是指积极服务地方经济，坚持产学研相结合，全面融入地方经济建设和社会发展实践。在瞿佳的带领下，温医大眼视光学科建设和发展就是一个成功例子。目前温医大在该学科领域的研究水平已处于全国乃至世界领先水平，许多科研成果都达到中国第一甚至世界领先的地位。“温医大眼视光学的特色，是开创了‘前店后厂’模式和‘三位一体’理念。”瞿佳说，“前店”指医院，“后厂”是实验室。医生通过门诊案例开展研究，将科研成果再应用到门诊病例治疗中去；“三位一体”即基础研究、临床应用、学校教学三位一体，形成循环往复，周而复始的模式。

眼视光学院创办初期并非一帆风顺，曾经一度受到质疑，但瞿佳教授始终秉持“变不可能为可能”的执着和创新精神，坚持集眼科学和视光学融合的“大眼科”理念和“一体化”格局。带领他的团队在温州医科大学相继建立了眼遗传学、近视研究等具有全球竞争力的科研平台，主持并推动了眼视光医学和视光学、近视的基础和临床防控、功能性眼病、眼科器械、中医眼视光基础与临床等系列研究。他始终强调要把科学研究作为推动学科创新发展的重要引擎。

经过十几年的实践，温医大眼视光学专业建设成具有本科生、硕士研究生、博士研究生、博士后、7 年制本硕连读生的眼视光学教育体系。这一模式也被学界认为是“目前世界上最好的视光学教育模式之一”。作为国内首家集眼病诊疗和视觉功能矫治为一体的眼视光医院，温医大附属眼视光医院开创和推行了一系列临床新技术，并跻身“全国医院百强”。

在他的带领下，温州医科大学眼视光学院成为国内最早开展视觉科学研究的机构。1992 年获批卫生部视光学研究中心后，又获批一系列国家和省部级创新平台。是当时国内眼科界唯一拥有两个国家最高级别科研平台的单位。1998 年，温州医科大学附属眼视光医院建院。这也是中国第一家以新学科理念为引领，为患者提供全面、全程眼健康服务的眼视光医院。到今天，医院已连续五年位列“中国医院科技影响力评价排行榜（眼科学）”科技影响力第二、学术影响力第一，在“自然指数排行榜”中多年位居全国眼科第一。其首创的眼视光医学教育模式，在国际视光学领域具有广泛影响力。2002 年美国新英格兰视光学院授予他“对人类有杰出贡献的荣誉博士”，2012 年美国视光学高等教育学会授予他“眼视光卓越领导奖”，2013 年美国纽约州立大学也授予其荣誉博士学位。

在他的带领下，眼视光医院又形成了医疗、教学、科研、产业、公益、推广“六位一体”的总体布局和医院集团、中国眼谷“一体两翼”的战略布局。目前，医院已发展成为全国眼科领域唯一同时拥有国家临床医学研究中心、国家重点实验室、国家工程技术研究中心、国家药监局医疗器械和药物临床研究与评价重点实验室四大国家级平台“全链条”科技创新体系的医疗机构。在国家三级公立医院绩效考核中连续 5 年获评专科医院最高 A 等级，并连续考核蝉联眼科医院全国第一，先后荣膺“首批全国党建工作标杆院系”“全国党建工作样板支部”“全国学雷锋示范点”“全国三八红旗集体”“中华慈善奖”等国家级、省部级荣誉 70 余项。

时至今日，瞿佳教授所创建的眼视光医疗模式已遍布全国，并开出成千上万家眼视光门诊部、中心和医院。为更好地解决分级诊疗问题，有效地利用优质资源，首创名医专家团队诊疗模式。创新发展眼视光医院集团建设模式，先后在杭州、台州、上海、海南博鳌等地开办二十余个院区和门诊部。温州医科大学附属眼视光医院稳居国内眼科专科医院第一方阵。

瞿佳的成就来自他的聪慧，更来自他的勤奋。每天无论多么繁忙，无论是否是节假日，只要在温州，晚上他都会在温医大学院路校区的办公室做他的学术工作，直至深夜。白天干行政，晚上干科研，几十年来，瞿佳一直保持着这样的工作规律。

在繁忙的教学和科研之余，瞿佳教授十分重视产业化。除了基础研究，还致力于眼视光诊疗医疗器械、仪器设备的关键技术研究，完成样机研制，包括全自动视力检测仪、超声生物显微镜、光学相干断层扫描仪、眼科准分子激光近视治疗设备等眼科仪器，以及新型多焦点眼镜片、新型人工晶状体、高透氧硬性角膜接触镜（RGP 镜）等，提高了相关眼科疾病的临床诊疗效果，并成功推广。这些具有自主知识产权的高附加值产品，有力地促进了地方相关行业产业提升。

2018 年，瞿佳教授又开始了他的创新尝试。通过多方合作，他创设“中国眼谷”。这是全球眼健康领域唯一一个全产业链科创园区，持续推进以“眼健康”为核心的视觉光学、眼科设备、眼科药物、眼用材料和智慧医学产业行业发展，全面打造世界一流的眼视光科技研发体系、学术交流平台、高端医疗中心、创业人才集聚区和高新技术产业孵化器。

“办医院也好，做学问也好，不能紧盯眼前利益，还要有‘诗和远方’。”从医从教以来，瞿佳教授始终怀揣着“为每个人带去光明”的梦想，倡导“医术之上是医德”。他主导推动了“川藏青健康光明行”（获第十二届中华慈善奖）、“明眸工程”（获第七届中华慈善奖）、“微笑联盟”、“特奥服务”等公益活动。在他的带动下，温医大眼视光人在中国行进 200 多万公里，足迹遍布 17 个省市，为 100 多万人开展眼部筛查，为近 4 万人进行眼科手术，逐步探索出一条由“输血”向“造血”转变的医疗慈善救助的新道路。

作为全国人大代表，每年在参加全国“两会”前，他都会在自己熟悉的教育和医疗领域深入调研，认真准备议案和建议，并积极建言献策，传递民声民情。除呼吁建立全科医生“国标省统、县管乡用”队伍建设模式，解决全科医疗人才“下不去”和“留不住”的问题，瞿佳还提出进一步加大老年人白内障防治力度，由政府主导，整合资源，加大投入，分阶段逐步全面实施我国 60 岁以上老人免费筛查眼睛、70 岁以上老人实施免费白内障手术政策；针对频频发生的医疗暴力及恶性伤医现象，瞿佳建议将医院划入公共场所管理，在医院设立警务室，统筹指导医院内部安保，及时处理发生在医院的治安、涉嫌刑事犯罪案件；鉴于我国现行申领驾照视力标准过高，尤其对单眼视障者不允许申领驾照的现状，他建议参照国际及各国通行做法，以人为本，单眼者只要达到一定视力和一定视野标准，经检查和适当培训后，应给予合法驾驶和申领驾照的权益……“当一个人的所学能够改变其他人命运，为社会谋福祉，那是多么令人振奋和鼓舞。”瞿佳说。

四十年来，作为人类灵魂与“心灵之窗”的工程师，瞿佳教授不断在“小眼睛”上做大文章，引领着中国眼视光领域的发展方向。从构建新的眼视光学科体系起步，逐步将眼视光拓展至医疗、教育、科研、产业、推广、公益等领域，创新实现了“六位一体”的发展模式。温州人以自信书写了举世瞩目的“温州模式”。几乎与改革开放同龄的职业生涯中，瞿佳教授也创造了眼视光学科领域和高等教育改革领域诸多的“第一”和全新模式。

创新永无止境，奋斗永不停步。瞿佳教授的奋斗故事，其实就是认准一件事干到底，坚持把细分领域做大、做强、做到极致。他凭借着前瞻性的眼光、不服输的精神、敢作为的担当，引领着中国眼视光学科飞速发展，并走向全世界。

参考素材

李禾，周建国．瞿佳：首创眼视光学“中国模式”[N]. 科技日报，2015 年。

伊莫．瞿佳：用坚持实现未来 [J]. 中国眼镜科技杂志，2014 年。

王丹．守护“心灵之窗”领航中国眼视光事业发展——访温州医科大学校长瞿佳教授 [J]. 中国科技产业，2014 年。

思政切入点

1. 创新精神

瞿佳在温州医科大学建立了中国第一个眼视光学专业和学系，将视光学和眼科学两大学科相结合，将眼睛健康研究从单纯的治疗眼科疾病延伸到完善视觉功能、保护视觉健康的领域，形成了新的现代眼视光学模式。这是世界上第一个将眼科和视光学成功结合的眼视光学学科，打破了西方发达国家眼科学与视光学之间难以融合的学科壁垒，目前已形成较为完整的眼视光学高等教育体系，被海外誉为眼视光学教育的“中国温州模式”，瞿佳用行动积极提升了中国眼视光专业在国际上的地位。

2. 勤奋学习

在1977年恢复高考之前，瞿佳教授已经在社会上工作了很多年，小型工厂、政府机关、农村工作队、学校等很多地方都留下了他的足迹。丰富的社会阅历让他学到了很多，但他始终没有放弃通过知识改变命运的想法。恢复高考后，他重新拿起了书本，加入高考大军。由于扎实的学习基础，再加上平时喜欢阅读，尽管只有十多天的复习时间，他还是顺利地考入了温州医科大学（原温州医学院）。虽然当时社会动荡、学习不易，但是依然有很大一批年轻人怀揣梦想，努力学习报国，正是因为有着这样的学习精神，他才能取得今天的成就。

3. 家国情怀

瞿佳在他的研究领域成果显著，将近视防治等问题带入一个全新时代，帮公众解决了许多视觉和眼病方面的问题；作为医者，他积极推进“明眸工程”“幸福微笑”、造血干细胞捐献等公益医疗慈善项目，让众多贫困眼疾患者重见光明、唇腭裂患者再现笑容、血液病患者重获新生；在学校教育中他倡导“知行并重，弘德善医”，强调医术之上是医德，努力培养优秀的医学人才。

4. 科学精神

瞿佳始终强调要把科学研究作为推动学科创新发展的重要引擎。在他的带领下，眼视光学院、医院成为国内最早开展视觉科学研究的机构。致力于眼视光诊疗相关医疗器械、仪器设备、眼科药物、中药制剂、数字诊疗等关键技术研究。自2018年，瞿佳教授通过多方合作，创设“中国眼谷”。这是全球眼健康领域唯一一个全产业链科创园区，持续推进以“眼健康”为核心的视觉光学、眼科装备、眼科药物、眼用材料和智慧医学产业发展，全面打造世界一流的眼视光科技研发体系、学术交流平台、高端医疗中心、创业人才集聚区和高新技术产业孵化器。

第三章

眼科临床病例

眼科学是一门专业性很强，临床操作细腻，学习掌握相对困难的一门课程。眼与全身疾病的关系都非常密切，如糖尿病、高血压、肾病、头颅疾病等均会涉及眼部病变，有时需要眼科的帮助才能完整诊断和治疗。在教学时应不断增强学生对眼科学的感性认识，引导他们将学到的理论知识转化为临床知识、临床操作能力和临床思维能力，教会学生用所学的知识自如地解决实际问题。本章节包含12个眼科临床诊疗案例，包括9个正确诊断案例、1个误诊案例、1个漏诊案例和1个急诊案例。将临床案例融入课程思政教学，可以引导学生主动思考如何对眼病进行诊断和治疗，培养学生的实践能力，树立辨证与辨病相结合的临证思维方式，同时激发学生的继承、创新意识。

1.

上睑下垂
（上胞下垂）

结合教学内容 眼睑病（上睑下垂）。

病历资料

1. 主诉

患者，男，66 岁，2022 年 4 月以主诉“发现复视 10 天，伴左眼上睑抬举不良 4 天”入院。

2. 现病史

入院 10 天前患者无明显诱因突发视物成双伴左眼酸胀不适，偶有眼部痉挛、畏光流泪、头痛等症状，于当地医院就诊后，考虑为“眼肌麻痹”，给予营养神经、改善循环等治疗，症状缓解不明显。随后出现左眼上睑下垂，就诊于我院。

3. 既往史

患者既往有高血压病史，否认糖尿病、颅脑外伤等病史。

4. 入院检查

入院查血常规、尿常规、便常规、肝功能、肾功能、自身抗体、免疫 5 项、风湿系列、糖化血红蛋白均未见明显异常。完善头颅 CT 提示：双侧额顶叶、半卵圆中心及放射冠多发斑点状异常信号，考虑缺血灶；双侧侧脑室前后角旁白质轻度脱髓鞘改变。颈部血管彩超提示：双侧颈动脉内中膜增厚，右侧锁骨下动脉斑块形成。

5. 专科检查

最佳矫正视力：右眼 0.8，左眼 0.8。左眼上睑下垂，平均睑裂高度：右眼 8mm，左眼 0mm。眼位检查：33cm 照影，左眼注视，右眼 +10°，角膜映光点偏内偏上。眼肌检查：右眼外转、下转受限，内转、上转大致正常；左眼上转、下转受限，外转、内转大致正常。双眼前节无异常，双眼瞳孔轻度散大，直径约 4.5mm，对光反射迟钝，双眼底无异常。

6. 初步诊断

初步诊断为左眼动眼神经麻痹、右眼外展神经麻痹。

诊治经过

入院后给予糖皮质激素冲击、抗病毒、局部及全身营养神经、改善循环治疗，配合针灸、雷火灸等中西医结合治疗后，左眼动眼神经麻痹、右眼外展神经麻痹好转，复视基本消失。

出院检查：睑裂高度，右眼 8mm，左眼 8mm。双眼球运动大致正常。

1 个月后患者无明显诱因再发左眼上睑下垂，晨起较轻，傍晚加重。专科查体：最佳矫正视力，右眼 0.8，左眼 0.8。左眼上睑下垂，睑裂高度：右眼 8mm，左眼 5mm。双眼球运动大致正常。双眼前节无异常，双眼瞳孔等大等圆，直径约 3mm，对光反射灵敏，双眼眼底无异常。

第二次入院后考虑不能除外重症肌无力（MG）导致的上睑下垂，故行新斯的明试验，注射 30min 后双眼睑等高。完善 MG 相关抗体检查：抗 Titin 抗体 IgG（+++），抗 AChR 抗体 IgG 6.26nmol/L 阳性，抗 MuSk 抗体 IgG 阴性，人低密度脂蛋白受体相关蛋白 4（LRP-4）抗体 IgG 阴性。胸腺 CT 未见异常。结合以上检查，经神经科会诊，最终诊断为眼肌型重症肌无力（OMG）。

给予口服溴吡斯的明 60mg，3 次 / d，口服甲泼尼龙片 48mg，1 次 / d，及营养神经、改善循环治疗后，患者左眼上睑下垂明显好转，睑裂高度：右眼 9mm，左眼 8mm。随访 3 个月，患者遵医嘱继续口服溴吡斯的明，病情平稳，未再复发。

讨论

眼肌麻痹是眼科临床上较为常见的一种疾病，是指管理眼球运动的神经及其肌肉病变导致的眼球运动障碍。支配眼球运动的神经有外展神经、滑车神经和动眼神经，动眼神经麻痹主要因动眼神经受到损伤造成。动眼神经主要支配上直肌、下直肌、内直肌、下斜肌、提上睑肌和瞳孔括约肌，故主要表现为复视、上睑下垂、瞳孔散大以及眼球运动障碍等临床症状。其病因复杂多样，主要有糖尿病、颅脑血管疾病、颅脑外伤、炎症性疾病、甲状腺相关疾病、颅脑肿瘤等。因此临床医生常需结合患者的辅助检查以及病例特点进行仔细鉴别，以明确诊断。

重症肌无力（MG）是由抗体介导的累及神经 - 肌肉接头突触后膜，导致其出现传递障碍，无法传导电刺激的一种获得性自身免疫性疾病。其中，乙酰胆碱受体（AChR）抗体是最常见的致病性抗体。眼肌型重症肌无力（OMG）是 MG 中最常见的一种亚组类型，主要累及眼外肌、提上睑肌和眼轮匝肌，表现为对称或非对称性上睑下垂和复视。MG 的全球患病率为（150 ～ 250）/100 万，我国的发病率约为 0.68/10 万，女性发病率略高于男性。各年龄段均可发病，30 岁和 50 岁左右呈现发病双峰，中国儿童及青少年 MG（JMG）患者占比高达 50%，主要以眼肌型为主，很少转化为全身型。而成人发病的 OMG 则在 2 年内容易向全身型转化。OMG 的诊断主要是根据典型的临床特征、药理学检查、电生理学检查以及血清抗体的检测。目前西医治疗主要采用免疫抑制治疗、胆碱酯酶抑制剂、靶向生物制剂以及手术治疗等方法。

OMG 属中医的“上胞下垂”“睑废”等范畴。一般认为 OMG 的病因与多个脏腑有关，其中与肝、脾、肾的关系最为密切。肝主疏泄，主藏血，在体合筋，开窍于目。肝之气血充盈，筋脉充分濡养，肢体运动灵活，当肝的气血功能失调，则筋失所养，目失濡养，从而出现眼睑下垂等临床症状。脾气主升，主肌肉，是气血生化之源，脾气充盛，则气血生化有源，肌肉充实，眼睑方能开合自如。肾为先天之本，藏精主骨生髓，《素问・上古天真论》云：“肾者主水，受五脏六腑之精而藏之。”《灵枢・大惑论》曰：“五脏六腑之精气，皆上注于目而为之精。”若肾精不足，精气散乱，目失所养，可能出现视歧等症。中医对于 OMG 的治疗，注重辨证论治，有口服中药、针刺、艾灸等多种治疗方法。

病例分析

本研究病例最初发病时出现复视，伴有眼部痉挛、头痛等症状，无明显上睑下垂、晨轻暮重的表现，初诊被误诊为眼肌麻痹。随着病情进展，患者出现了左眼上睑下垂，眼球上转、下转受限及瞳孔散大，右眼外转、下转受限，符合动眼神经麻痹的临床表现，在完善了相关检查，排除了血管性疾病、颅内动脉瘤和外伤等疾病后，又被误诊为动眼神经麻痹。给予糖皮质激素、营养神经、改善循环及针灸、雷火灸等中西医结合治疗后，患者复视消失，上睑下垂改善。1 个月后，患者再发左眼上睑下垂，且患者诉有明显晨轻暮重表现，于是进一步行新斯的明试验，完善 MG 相关抗体等检查后，最终确诊为 OMG。

回顾此病例的诊疗过程，该患者出现误诊的主要原因在于，患者发病初期 MG 的症状不明显，无明显波动性、易疲劳性和晨轻暮重等典型症状，再者重症肌无力一般瞳孔不受累，而该患者发病过程中出现了瞳孔散大的症状，加之治疗过程中使用了糖皮质激素后，患者复视消失，症状好转，因而一直被误诊为动眼神经麻痹。但糖皮质激素是目前治疗 MG 的一线用药，可使 70% ～ 80% 的患者症状得到明显改善。一般情况下，正常睑裂高度为 10 ～ 12.5mm，而诊疗中忽视了此病例从发病时双眼睑裂高度均未达到正常参考值。该病例提示我们，在临床诊疗过程中，对于眼肌麻痹的患者，不能只局限于眼科，还应该考虑颅脑及全身相关疾病，根据患者的临床症状，仔细问诊，合理完善相关检查，尽早明确诊断和治疗。MG 的病因复杂，临床症状可能不典型，结合临床体征、药理学检查、电生理学特征以及血清抗 AChR 等抗体检测，可以帮助我们更快地诊断，从而减少误诊、漏诊。在治疗方面，西医治疗缓解临床症状相对较快，但存在复发率高、药物副作用大等问题。中医治疗虽然能减少不良反应，但有治疗周期较长、不能完全控制疾病进程等不足，故既能提高和巩固疗效，又能降低复发率、减少不良反应的中西医结合治疗才是最佳之选。

2.

急性泪囊炎（漏睛疮）

结合教学内容 泪器病（急性泪囊炎）。

病历资料

1. 主诉

患儿，女，12 日龄。皮肤黄染、右眼周红肿，右眼内眦下方可见黄豆粒大小肿物。

2. 现病史

患儿自剖宫产娩出，产前超声未提示异常，出生后眼分泌物多，出生 8 天后出现皮肤黄染、右眼周红肿，右眼内眦下方可见黄豆粒大小肿物，遂来我院就诊。

3. 入院检查

查体见新生儿全身皮肤重度黄染，体温 36.4℃，血常规：白细胞 12.12×10^9/L，淋巴细胞绝对值 5.04×10^9/L ↑，降钙素原 0.20 ng/mL ↑；尿常规：细菌计数 26 555 个 /μL ↑。

4. 专科检查

双眼结膜充血，右眼内眦下方红肿并隆起、质韧，眼部有黄色分泌物。眼部超声检查：于左、右眼球内侧各探及一圆形低回声结节，两侧对称，大小分别约 12mm×12mm×11mm、13mm×12mm×12mm，其界清、壁光滑，形态尚规则，后方回声增强，探头加压内部可见暗淡细小点状回声移动，内部未见血流信号，周边壁上可见少许条状血流信号，超声提示双眼泪囊囊肿。

5. 初步诊断

新生儿高胆红素血症，泪囊囊肿合并急性泪囊炎。

诊疗经过

入院后予以退黄治疗和抗生素滴眼液、局部按摩治疗，眼分泌物减少，肉眼可见的右眼泪囊区肿物消失，黄染明显消退，出院后门诊随访，4 个月后未见泪囊区肿物和眼分泌物多的情况，超声随访双眼泪囊区未探及异常回声。

讨论

新生儿泪囊囊肿多是由于泪道阻塞形成的。泪囊窝是位于眼眶内侧壁前部的一个凹陷，骨性鼻泪管为自前外向后内走行的存在弯曲的管道，泪囊位于泪囊窝，上端为盲端，下部与鼻泪管相连续；鼻泪管位于骨性鼻泪管内，下端有 Hasner 瓣，可在孕晚期、出生时或出生后数月内自行开放，若未开放，可致泪道阻塞、分泌物排泄受阻，泪囊及鼻泪管囊性扩张。

泪囊囊肿超声表现为眼眶内侧囊性结节，单纯性囊肿多呈类圆形，其界清、壁光滑，后方回声可增强，内部透声好；CDFI 显示结节内部未见血流信号。泪囊囊肿位置表浅，解剖位置固定，结合彩色多普勒并动态观察，诊断并不困难。由于新生儿面部骨性结构遮挡，超声对泪道骨性结构无法完全显示清楚，CT 可以看到泪道骨性结构，所以如有必要还应结合其他影像学检查。

病例分析

本例新生儿泪囊囊肿合并急性泪囊炎，内部呈类实性低回声，探头加压可见暗淡细小点状回声移动，周边壁上有血流信号显示，所以应注意与其他肿物鉴别。①泪囊区实性占位：良性肿瘤膨胀性生长，但无骨质破坏；恶性肿瘤形态多不规则，内部回声多不均匀，周围骨质破坏；CDFI 显示实性占位，内部可见血流信号。② 皮样囊肿：多不呈单纯囊肿，内部回声较紊乱，一般发生在眼球外侧。③血管瘤：可发生在颜面部皮肤表面，内部为实性成分，有时可有分隔，可见较丰富的血流信号。新生儿泪囊囊肿临床典型表现为出生时或出生后不久，眼内眦下方可有质韧的青紫色囊性肿物；存在泪囊囊肿的新生儿如果免疫力低，不及时治疗，可能继发感染引起急性泪囊炎，如患眼结膜充血、溢泪、脓性分泌物，泪囊区红、肿、痛等，甚至皮肤溃烂、泪囊瘘管等。

本例患儿起病时泪囊区无明显肿物，以眼分泌物多、泪囊区红肿的急性泪囊炎为首发症状，仅右眼内眦下方进行性隆起，超声检查发现双眼均有肿物。出生即发现眼分泌物多，出生 8 天出现泪囊区红肿等症状，考虑产前存在泪囊囊肿的可能性大，于外院基层医院产检，超声未提示颜面部异常，可能是对本病的认识不足，或晚孕期母体宫腔空间小、胎儿体位差，无法清楚显示颜面部等诸多原因。该患儿临床治疗转归好，未出现严重症状，超声可以及时为临床提供更全面具体的信息，具有无创性、操作方便、重复性高等优势，可作为诊断和随访新生儿泪囊囊肿的有效手段。

3.

带状疱疹病毒性角膜炎（聚星障）

结合教学内容 角膜病（带状疱疹病毒性角膜炎）。

病历资料

1. 主诉

徐某，男，79 岁。因右侧额面部红肿、刺痛，灼烧感，伴视力下降 1 周，夜寐难安。

2. 现病史

患者 5 天前于外院就诊，诊断为“带状疱疹”，予以抗病毒、消炎治疗。

3. 既往史

患者有高血压病史 30 余年，自服降压药控制平稳，否认眼部外伤史，2012 年曾于我科行“右下睑内翻矫正术”。

4. 入院检查

额鼻中线右侧大片带状分布疱疹、水疱及破溃，部分结痂，以鼻尖部和鼻背部为甚，皮肤红肿，右耳前及颌下可触及淋巴结肿大，压痛（+），其他病理反射未引出。

5. 专科检查

视力：右眼 0.02，左眼 0.25，矫正不提高。非接触性眼压：右眼 15mmHg（1mmHg=0.133kPa），左眼 13mmHg。右眼上下睑高度水肿，上睑完全遮盖角膜，不能自行睁开，下睑内翻，睫毛倒向眼球，查眼球运动正常，角膜知觉减退，雾状混浊，水肿（++），见上皮脱落，点片状浸润，角膜后棕色点状 KP（++），前房中深，房水混浊（+），周边球结膜水肿隆起，混合充血（+++），睫状压痛明显，虹膜纹理欠清，见部分后粘连，瞳孔欠圆，散大约 5mm×6mm，边缘见少量色素颗粒脱落，对光反射迟钝，晶状体不均匀混浊，眼底窥不清。左眼检查未见明显异常。角膜荧光素钠染色：右眼角膜上皮染色呈阳性，草绿色。B超检查示：双眼内未见占位性病变。

6. 初步诊断

带状疱疹，右病毒性角膜炎，右上睑下垂，右老年性睑内翻（痉挛性睑内翻）。

诊疗经过

患者入院予以2%硫酸阿托品眼膏散瞳，2次/d；0.15%更昔洛韦眼凝胶点患眼，3次/d；0.15%更昔洛韦滴眼液点患眼，4次/d。全身予以抗病毒、消炎及激素治疗：生理盐水250mL+注射用炎琥宁400 mg静滴，1次/d；生理盐水100mL+注射用阿昔洛韦1g静滴，1次/d，持续7天改用生理盐水250mL+注射用甲泼尼龙琥珀酸钠40mg静滴，1次/d，持续3天后改口服地塞米松片1.5mg，3次/d，持续3天后改口服0.75 mg，每日2次。

患者恶寒发热、口苦、咽痛溲黄、舌苔薄黄、脉浮数，属风热上攻证，予以银翘散+柴胡、黄芩、栀子化裁，行疏风清热解毒作用，水煎服，1剂/d；治疗1周后，患者自诉额面部及眼部刺激症状明显改善，查视力：右眼0.06，左眼0.25。额鼻中线右侧皮肤轻微红肿，大部分溃疡面结痂，诉皮肤刺痛感，右眼不能自主睁开，上睑完全遮盖角膜，角膜轻度水肿，荧光素钠染色阳性，仍见少许点状浸润，房水轻度混浊，结膜充血（+），虹膜仍见部分后粘连，瞳孔不圆，呈药物性散大，约5mm×6mm；治疗两周后，查视力：右眼0.06，左眼0.25。面部疱疹全部结痂，诉轻微疼痛，右眼仍无法自主睁开，角膜清亮，荧光素钠染色阴性，房水清，结膜轻微充血，虹膜仍见部分后粘连，瞳孔圆，呈药物性散大，约5mm×6mm。10日后来院复查，查视力：右眼0.1^{+}，左眼0.25。考虑患者因屈光不正、老年性白内障、眼底不佳致视力不提高，眼检示：右眼角膜清亮，结膜充血（−），瞳孔圆，呈药物性散大，约4mm×5mm，右眼仍不能自行睁开，面部带状疱疹痊愈，可见遗留瘢痕，仍诉面部疼痛，考虑系带状疱疹并发症所引起的后遗神经痛、上睑下垂。待带状疱疹后遗神经痛痊愈，病情稳定后，予以进一步治疗。

讨论

带状疱疹由水痘-带状疱疹病毒引起。此类病毒具有亲神经性，可长期潜伏，当机体在抵抗力低下、劳累、感染等诱因下，再次繁殖，使本已受侵的神经和皮肤产生强烈炎症反应。带状疱疹一般呈单侧和按神经节段分布，集簇性。年龄大者，更易留下后遗神经痛，尤其是头面部带状疱疹，由于其解剖位置特殊，易出现神经系统损害，引起眼部并发症，特别是累及角膜形成溃疡性角膜炎，严重影响视力和日常生活。研究证明，某些中药，如黄芩，主要含黄芩苷、黄芩素、汉黄芩素、汉黄芩苷、黄芩新素、β-谷甾醇等成分，有明确的抗病毒、抗炎、抗变态反应等作用。更昔洛韦为第二代核苷类药物，具有广谱抗疱疹病毒活性。糖皮质激素可干扰补体激活，减少炎症介质产生，抑制前列腺素合成，从而抑制炎症反应；可稳定溶酶体膜，防止溶酶体酶的释放，从而减轻组织损伤；增加血管张力，降低毛细血管通透性，使局部充血减轻，并减少炎性细胞浸润和体液外渗，减少带状疱疹疱液积聚，缓解肿胀。

病例分析

带状疱疹具有自限性，带状疱疹病毒累及三叉神经第1支，可有严重神经痛后遗症，多数患者1个月内消失，少数可超过1个月。在感染带状疱疹急性期，常表现为患侧额部、上睑和鼻旁皮肤出现集簇疱疹，破裂后形成溃疡，愈合后易形成瘢痕，累及眼睑引起上睑下垂，本病例即如此。治疗带状疱疹及并发症时，应及时治疗，以抗病毒、预防感染、保护视功能、止痛、防止复发、提高自身免疫力。临床证明，单纯西医治疗带状疱疹及其并发症，病程大多较长，易留后遗神经痛，中医根据四诊八纲、辨证论治，结合西药治疗，标本兼治，提高疗效，缩短病程，降低并发后遗症，可体现中西医结合治疗此类病症优势。

4.

葡萄膜炎（瞳神紧小）

结合教学内容 葡萄膜炎（自身免疫性结膜炎）。

病历资料

1. 主诉

患者，女，35 岁，2022 年 11 月 15 日初诊。双眼视力下降 2 周余，加重 3 天。

2. 现病史

患者 2 周前出现双眼视力下降，认为是手机使用过度的原因，未予重视，3 天前症状加重，遂就诊。

3. 既往史

既往有类风湿关节炎病史 8 年，规律服用免疫抑制剂、激素类药物（具体不详）。

4. 入院检查

双眼视物模糊、红赤、疼痛，精神倦怠，乏力，腹胀，腰膝酸软，纳眠可，大便稀溏、日三行。舌质红、苔白厚腻，脉濡细。

5. 专科检查

右眼视力 0.3、眼压 10mmHg，左眼视力 0.3^{-1}、眼压 12mmHg，双眼结膜混合性充血，双眼角膜后有尘样沉着物，双眼房水欠清，瞳孔欠圆、直径约 1mm。双眼眼底检查：视盘边界尚清，视网膜血管走行及比例可，黄斑中心凹反光未见。光学相干断层扫描（OCT）检查：双眼黄斑区未见明显异常。

6. 初步诊断

西医诊断：双眼自身免疫性葡萄膜炎。中医诊断：瞳神紧小（正气亏虚、风湿瘀阻证）。

诊疗经过

治以益气活血、祛风除湿为法，予益气活血祛风除湿方。处方：黄芪15g，茯苓12g，当归10g，赤芍10g，川芎10g，生地黄10g，北柴胡10g，防风10g，青风藤6g。10剂，每日1剂，水煎服，早晚两次分服。配合正清风痛宁缓释片，每次120mg，每日3次，口服；复方托吡卡胺滴眼液滴双眼，每日3次；妥布霉素地塞米松滴眼液滴双眼，每日6次。嘱患者停服免疫抑制剂、激素类药物，注意避寒热，清淡饮食，忌食辛辣刺激食物，保持心情愉快。

2022年11月26日二诊：患者双眼视物模糊、红赤、疼痛较前改善，乏力、腹胀、腰膝酸软等余症未见明显改善，大便稍稀、日二行。舌质淡红、苔白腻，脉濡。专科检查：视力较前提升，右眼视力0.4、眼压11mmHg，左眼视力0.4、眼压10 mmHg，双眼结膜混合性充血较前减轻、角膜后尘样沉着物较前减少、房水清，双眼瞳孔仍欠圆。予初诊方加人参10g，10剂，煎服法同前。正清风痛宁缓释片用法用量同前，调整复方托吡卡胺滴眼液滴双眼，每日2次，妥布霉素地塞米松滴眼液滴双眼，每日4次。

2022年12月7日三诊：患者双眼无红赤、疼痛，视物模糊进一步好转，精神佳，无乏力、腹胀、腰膝酸软等不适，大便成形、日二行。舌质淡红、苔白腻，脉濡。专科检查：视力明显提升，右眼视力0.6、眼压13mmHg，左眼视力0.5^+、眼压12mmHg，双眼结膜混合性充血明显好转、角膜后尘样沉着物持续减少、房水清。予二诊方去川芎、赤芍，加菟丝子10g、枸杞子20g，14剂，煎服法同前。嘱停用外用滴眼液，此次药后可暂停中药汤剂治疗，仅继服正清风痛宁缓释片1个月，不适随诊。

2023年3月电话随访，患者自觉视力已恢复如常，自测双眼视力均为0.6，并趋于稳定，未诉其他不适。

讨论

自身免疫性葡萄膜炎（autoimmune uveitis，AU）是一类由自身免疫反应介导的炎症性眼病，临床主要表现为眼红、眼痛、畏光流泪、视力减退、视物变形等，存在瞳孔粘连、青光眼、视网膜脱离的风险，甚至导致失明等严重并发症。现代医学主张采用免疫抑制剂、激素等药物治疗，虽可在一定程度上改善临床症状，但从长远来看会产生肝脏和血液系统毒性或导致眼压升高、白内障等不良反应。中医药治疗AU有独特的优势，能够明显改善临床症状、缩短病程、降低复发率，并有效减少西医治疗的激素样副作用，根据该病的临床表现，可将其归为中医学“瞳神紧小”“瞳神干缺”范畴。

病例分析

本例患者精神倦怠、乏力、腹胀、腰膝酸软，结合舌脉，可知存在正气亏虚、脾肾不足之病机，正虚致气血津液运行失常，蕴生风、痰、瘀阻于目络，加之过用手机耗伤目之气血，正虚邪实，则AU急性发作。治疗当扶正祛邪，方予益气活血祛风除湿方以调补气血，祛除目络之风、湿、瘀邪，标本兼治，使目窍复明。同时配合中成药正清风痛宁缓释片增强祛风除湿、活血通络之效，以助阻断病势。二诊时患者视力较前提升，双眼红赤疼痛有所改善，角膜后尘样沉着物较前减少，房水清，提示治疗有效，故减少外用滴眼液用量；但乏力、腹胀等气虚表现仍明显，故加人参大补元气。三诊时患者视力明显提升，双眼症状好转，病情趋于稳定，提示邪气渐除，但舌脉提示正虚仍存，此时治疗当以补益脾肾、益精明目为主，故予二诊方去川芎、赤芍以减轻化瘀祛邪之力，而保留当归、生地黄补血养阴之效，另加菟丝子、枸杞子增强补肾益精明目之功，继服14剂以扶正固本。同时停用滴眼液，继服正清风痛宁缓释片以调节免疫功能，促进疾病向愈。治疗全程紧扣AU病机变化特点，急性期注重扶正祛邪，以经验方益气活血祛风除湿方治之，邪气渐除后重视补益脾肾，达益精明目之目的，患者视力恢复如常，证明了中医药治疗AU临床疗效较好。

5.

年龄相关性白内障（圆翳内障）

结合教学内容 晶状体病（白内障）。

病历资料

1. 主诉

患者，女，81 岁，主诉“左眼疼痛伴视力下降半月余，加重 3 天”入院。

2. 现病史

患者于 2015 年 9 月初突感左眼疼痛不适，伴视力下降，9 月 8 日至外院就诊。视力检查：右眼 0.15，左眼手动，右眼角膜清亮，左眼角膜混浊，左眼前房浅，瞳孔中等大，晶状体混浊呈乳白色、膨隆，眼压：右眼 17mmHg，左眼 71.03mmHg。左眼 B 超示：左眼玻璃体混浊。诊断为“双眼年龄相关性白内障、左眼急性闭角型青光眼”，予“毛果芸香碱滴眼液、布林佐胺滴眼液、甘露醇注射液”等药物治疗，患者自觉症状改善不明显。9 月 23 日患者复诊，查眼压：右眼 14mmHg，左眼＞60mmHg，诊断及治疗用药如前，建议患者手术治疗。因患者用药后左眼自觉症状改善，故未予重视，未行手术治疗。11 月 20 日左右，患者又感左眼疼痛，随即至当地社区医院就诊，具体治疗不详，左眼疼痛加重，视物模糊不清症状渐进性加重，左眼分泌物增多，伴左侧头痛加重。12 月 4 日，患者因左眼疼痛剧烈，视物模糊不清，夜不能寐来我院眼科就诊并收治入院。

3. 专科检查

视力检查：右眼 0.15，左眼手动，左眼球结膜混合充血，左眼角膜水肿，角膜中央可见溃疡灶，大小约 3mm，溃疡灶底部干净平整，鼻上及鼻侧溃疡灶边缘可见大小约 0.5mm 的基质混浊灶，混浊灶位于瞳孔缘处，角膜后灰白色 KP（+++），前房浅，前房少许絮状混浊，下方白色积脓，高度约 2mm，瞳孔欠圆，直径约 3mm，对光反应（−），晶状体全混浊，呈乳白色，晶状体囊膜膨隆。眼压：右眼 15mmHg，左眼 T+3（约 35mmHg）。左眼 B 超检查示：左眼玻璃体混浊。

4. 初步诊断

双眼年龄相关性白内障，左眼急性闭角型青光眼。

诊疗经过

① 全身予地塞米松静脉滴注；②局部予卡替洛尔、布林佐胺、酒石酸溴莫尼定滴眼液降眼压；③局部予重组牛碱性成纤维细胞生长因子、小牛血去蛋白提取物眼用凝胶促进角膜愈合。辅予患者奥美拉唑、氯化钾缓释片、阿法骨化醇等药口服，同时予虹膜 YAG 激光治疗。治疗第 8 天，患者自觉眼部疼痛明显缓解，眼科检查见左眼周边角膜水肿消失，角膜清亮，角膜溃疡及前房积脓未见明显改善，色素性 KP(+++)，前房絮状混浊消失，眼压：右眼 15mmHg，左眼 T+1。角膜共聚焦显微镜示：大量密集的炎性细胞浸润，并见“短棒”状高反光。角膜刮片培养阴性。左眼 UBM 示：前房浅，周边房角关闭，下方可见积脓，晶状体前表面囊膜光滑。复查左眼 B 超无明显改变。局部加用氟米龙及自体血清滴眼液，并配戴角膜绷带镜。经过 28 天的全身及局部激素治疗，局部的抗炎及促进角膜愈合等，患者左眼症状明显好转，眼科检查见：左眼球结膜轻度充血，角膜清亮，角膜上皮未完全愈合，溃疡灶大小约 1mm，周围无浸润，基质混浊消失，色素性 KP（+++），前房浅清，下方积脓消失，左眼眼压 T+1。左眼前段 OCT 示：角膜表面欠光滑，基质无浸润，晶状体瞳孔区囊膜光滑。2016 年 1 月 13 日患者去门诊复查：角膜上皮基本愈合，溃疡灶不明显。

讨论

膨胀期白内障所致青光眼多见于 50 岁以上老年女性，属于继发性闭角型青光眼，其临床表现与原发性急性闭角型青光眼极为相似。患者白内障膨胀期继发性青光眼发作 3 个月余，其间用药不规则，长期高眼压及严重的葡萄膜炎，使患者角膜敏感性下降，角膜内皮细胞严重受损，角膜内皮功能不良，形成大泡性角膜病变，上皮大泡破裂继而引起暴露性角膜炎、角膜溃疡等。

病例分析

本例诊断难点在于患者长期局部用药，角膜出现严重溃疡，大量前房积脓，且角膜共聚焦显微镜显示大量密集的炎性细胞浸润，并见“短棒”状高反光。该患者虽有角膜溃疡及前房积脓，且角膜共聚焦显微镜可见

“短棒”状高反光，但其溃疡灶底部干净平整，伴有少许基质混浊，角膜刮片培养阴性，故不能诊断为真菌性角膜炎。对于晶状体过敏性葡萄膜炎，其根本病因亦是膨胀的晶状体，故应针对病因尽早手术摘除晶状体，去除免疫反应原，清除残留的晶状体皮质。激素是其主要的辅助治疗药物，大剂量激素可以抑制急性期炎症。该患者未积极予手术治疗的原因在于患者角膜溃疡面大，角膜水肿严重，前房炎症反应剧烈，大量积脓，加之患者年龄大，全身情况差，患者及家属畏惧手术，故暂予药物治疗控制眼压及葡萄膜炎。

6. 原发性闭角型青光眼（绿风内障）

结合教学内容 青光眼。

病历资料

1. 主诉

患者，女，43 岁。因“左眼视物模糊 4 天”入院。

2. 现病史

患者曾于 2013 年 10 月出现左眼视物模糊，伴明显眼痛、眼胀，同侧头痛，无恶心、呕吐等不适。眼科检查：视力右眼 0.8，左眼 0.05；眼压右眼 18mmHg，左眼 47mmHg。左眼结膜混合充血，角膜明显水肿，前房轴深 3CT，周边前房深约 1/4CT，瞳孔圆，轻度散大，直径约 5mm，对光反射迟钝，余窥视欠清。右眼球结膜无充血，角膜透明，前房轴深 3CT，周边前房深约 1/4CT，瞳孔圆，直径约 3mm，对光反射可，晶状体密度增高。眼底：视盘边界清，C/D 不大，后极部视网膜平伏，中心凹反光未见。诊断为“急性闭角型青光眼（左眼大发作期，右眼临床前期）”，行左眼降眼压对症治疗，眼压控制正常后，查视野，双眼未见明显异常。房角镜检查：右眼窄Ⅱ～Ⅲ，左眼窄Ⅲ。暂行双眼 YAG 激光虹膜周切术治疗，停用降眼压药物后双眼眼压控制可。患者于 2013 年 11 月 29 日出现左眼视物模糊，偶有眼胀，无明显眼痛，无头痛，无恶心、呕吐等不适。眼科检查：视力右眼 0.8，左眼 0.8；眼压右眼 16 mmHg，左眼 40 mmHg。左眼对光反射稍迟钝，虹膜周切口通畅，晶状体密度增高。眼底：双眼视盘边界清，C/D 不大，后极部视网膜平伏，中心凹反光未见。双眼超声生物显微镜示：右眼角膜透明，房水透，9 点位、3 点位前房角极窄，12 点、6 点位前房角关闭。中央前房深度为 1.70mm。左眼角膜透明，房水清。3 点、12 点位前房角极窄，9 点、6 点位前房角关闭。中央前房深度为 1.80mm。

3. 专科检查

入院后房角镜检查：右眼窄Ⅱ，左眼窄Ⅲ。行甘露醇、派立明、马来酸噻吗洛尔（噻吗心安）滴眼液降眼压治疗。第 2 天复查：左眼视力 0.8，左眼眼压 15mmHg，左眼球结膜无充血，角膜透明，角膜内皮面瞳孔区下方可见 5 个羊脂状 KP，前房轴深 3CT，周边前房深约 1/4CT，瞳孔圆，直径约 3mm，对光反射灵敏，虹膜周切口通畅，晶状体密度增高，眼底同前。

4. 初步诊断

左眼青光眼睫状体炎综合征（简称青睫综合征），左眼急性闭角型青光眼（间歇期）。

诊疗经过

停用全部降眼压药物，加用妥布霉素地塞米松（典必殊）滴眼液滴左眼，2h 1 次，双氯芬酸钠滴眼液滴左眼，4 次 /d。左眼眼压维持在 14 ～ 17mmHg。1 周后停用全部药物，患者 KP 基本吸收，随访 9 个月无复发。

讨论

一般认为房角开放是青睫综合征诊断的必备条件，青睫综合征合并原发性闭角型青光眼似乎有些矛盾。有学者认为青睫综合征合并原发性闭角型青光眼的诊断标准为：①经激光、手术或药物治疗后前房角开放；②基本符合青睫综合征的特点。包括以下两种情况：①确诊为青睫综合征时，原发性闭角型青光眼就已经存在，但由于医生检查不细致或就诊时 KP 尚未出现而漏诊；②青睫综合征发生于原发性闭角型青光眼治疗后。

病例分析

本例患者符合青睫综合征，发生于原发性闭角型青光眼治疗后。研究显示，部分青睫综合征合并原发性闭角型青光眼患者，可通过行 YAG 激光虹膜周切治愈，少数患者可能需行小梁切除术治愈。本例患者激光虹膜周切治疗加用激素及双氯芬酸钠滴眼液后治愈，9 个月未复发。

7.

糖尿病视网膜病变（消渴内障）

结合教学内容 视网膜病。

病历资料

1. 主诉

患者，男，53 岁。双眼夜间视力差 15 ～ 16 年，畏强光 8 ～ 9 个月。

2. 现病史

患者因双眼夜间视力差 15 ～ 16 年，畏强光 8 ～ 9 个月，于 2014 年 6 月 11 日来院就诊。

3. 既往史

有糖尿病史 10 年，一直使用胰岛素控制，自诉血糖控制平稳。

4. 专科检查

眼科检查：视力右眼 0.12，左眼 0.12，双眼矫正视力无提高。双眼位正，结膜无充血，角膜清亮，前房中深，房水清，瞳孔圆，大小约 3.5mm，对光反应（+）。右眼眼压 14mmHg（1.862kPa），左眼眼压 16mmHg（2.128kPa）。散瞳后双眼晶状体皮质呈羽毛状混浊，中心部皮质、晶状体核较透明，玻璃体轻度混浊，眼底镜检查见双眼视盘边界清，颜色淡红，黄斑中心亮点消失，黄斑区颜色暗，呈金箔样反光，外观似“牛眼样”，视网膜见散在点状深层出血。光学相干断层扫描（OCT）检查结果示：双眼黄斑区视网膜神经上皮层变薄，感光细胞层连续性中断，其下方色素上皮层结构紊乱。视网膜电流图（ERG）检查示：双眼暗视振荡电位 P2 波潜伏期延长，振幅降低。双眼明视视锥反应 A 波及 B 波振幅重度降低，30Hz 反应 P1 波振幅重度降低。双眼暗视视杆反应：B 波振幅极重度降低，暗视混合反应 A 波及 B 波振幅极重度降低。荧光素眼底血管造影（FFA）检查示：双眼黄斑区窗样缺损，呈牛眼样高荧光；各象限视网膜可见微血管瘤，部分视网膜呈遮蔽低荧光。采用俞氏色盲检查图进行色觉检查，结果显示：双眼红绿蓝色觉障碍。

5. 初步诊断

双眼视锥细胞营养不良，双眼糖尿病视网膜病变。

诊疗经过

告知患者及家属其矫正视力无法提高与视网膜情况密切相关，治疗效果的评估尚需定期复查。

讨论

进行性视锥细胞营养不良是一种以视锥细胞损害为主的遗传性黄斑变性，遗传方式为常染色体显性、隐性遗传或X连锁隐性遗传，其病变基因定位于19q21.1-22.2。常染色体显性遗传的基因有：①锥杆细胞同源盒基因（*CRX*）；②感光细胞鸟苷酸环化酶基因（*GUCY2D*）；③视黄醇脱氢酶5（*RDH5*）。常染色体隐性遗传的基因有：①视网膜ATP结合盒式基因（*ABCA4*），定位于人染色体1p 22.1；②视网膜色素变性GTP酶调节因子介导蛋白1基因（*RPGRIP1*），定位于人染色体14q11；③环核苷酸门控通道β3基因（*CNGB3*）等。X连锁遗传的基因有视网膜色素变性GTP酶调节因子基因（*RPGR*），定位于人染色体Xp 11.4。有报道显示，进行性视锥细胞营养不良早期病变眼底改变不明显，黄斑区早期仅呈青灰色改变，甚至不容易发现以致误诊，随着病情的进展，黄斑区色素上皮和脉络膜萎缩，可出现黄斑区金箔样反光。进行性视锥细胞营养不良需与Stargardt病、卵黄样黄斑营养不良等鉴别。上述疾病都存在中心视力下降、矫正不能提高以及黄斑区色素紊乱的表现，但视锥细胞进行性营养不良有畏光、夜间视力差、ERG检查异常，且FFA具有典型特征。晚期，视杆细胞也会受累，但仍以视锥细胞受累为主。

病例分析

本例患者病变已处于晚期，故ERG检查结果中出现了视杆细胞营养不良的表现，如暗视视杆反应B波振幅极重度降低，双眼暗视混合反应A波及B波振幅极重度降低。虽然视锥细胞营养不良不会导致眼底出血，但由于本例患者同时合并糖尿病，故眼底出现的散在点状深层出血为糖尿病视网膜病变所致。进行性视锥细胞营养不良目前尚无特殊治疗方法，只能定期随诊，且本例患者同时合并糖尿病视网膜病变，眼底微血管的缺血缺氧易致新生血管的形成，当发现黄斑区出现新生血管时，可行光动力治疗（PDT）或玻璃体腔内注入抗新生血管药物，促进新生血管的消退，预防黄斑出血所致的视力进一步下降。

8. 视网膜色素变性（高风内障）

结合教学内容 视网膜病（视网膜色素变性）。

病历资料

1. 主诉

患者，男，56 岁，主诉：双眼视力下降 13 年。

2. 现病史

患者 13 年前无明显诱因出现双眼视力逐渐下降，伴畏光，无夜盲，无视物变形变色，无眼红、眼痛，曾就诊于多家医院，疗效不佳。

3. 既往史

否认家族遗传病史，否认父母近亲结婚。

4. 专科检查

双眼底见视盘不典型蜡黄色，C/D = 0.2，视盘边界清，视网膜动脉管径细，A/V = 1/3，视网膜下组织污秽，后极部颞侧网膜可见少量骨细胞样色素沉着，黄斑区金箔样反光，黄斑中心光反射消失，左眼眼底改变较右眼明显。右眼中心视野缺损，鼻侧阶梯样视野缺损；左眼中心视野缺损，旁周区光敏度下降。采用日本生产的视网膜电生理仪 AE-110 型检查闪光视网膜电流图（F-ERG）：双眼 A、B 波振幅明显降低，OPS（振荡电位）正常。采用重庆医用电子仪器厂 VETS- Ⅲ视觉电生理系统检查图形视觉诱发电位（P-VEP）：双眼 P100 潜伏期明显延长，波幅明显下降。

5. 初步诊断

双眼中心性视网膜色素变性。

诊疗经过

入院后给予盐酸川芎嗪注射液 240mg 加入生理盐水 250mL，果糖二磷酸钠注射液 10g，能量合剂即三磷酸腺苷二钠注射液 40mg、注射用辅酶 A 200U、肌苷注射液 0.4g 加入 5%葡萄糖注射液 250mL，每天 1 次静脉滴注；口服维生素 B_1 20mg，每天 3 次；中药以补益肝肾、益气升阳为主，处方：生地黄 15g，熟地黄 15g，山萸肉 15g，山药 20g，泽泻 15g，牡丹皮 10g，茯苓 10g，柴胡 10g，当归 15g，五味子 10g，黄芪 20g，升麻 10g，每天 1 剂；用药 6 天，行右、左眼的上直肌搭桥术（双眼相隔 1 周）。术后给予静脉滴注硫酸妥布霉素注射液 240mg 加入生理盐水 250mL，每天 1 次以预防感染，3 天后停药。静脉滴注盐酸川芎嗪注射液 240mg 加入生理盐水 250mL，参麦注射液 20mL 加入生理盐水 250mL，每天 1 次，连用 16 天。中药以健脾益气、补益肝肾为主。方药：党参 15g，白术 12g，茯苓 15g，黄芪 20g，柴胡 10g，升麻 4g，赤芍 15g，丹参 20g，山萸肉 15g，菟丝子 15g，楮实子 15g，防风 10g，车前子 15g，甘草 6g，随证加减，每天 1 剂，连服 16 剂。患者于第 2 眼术后第 9 天出院。出院时，视力：右眼 0.2，左眼 0.1，均不能矫正。双眼底视网膜下组织污秽有所减轻。治疗过程中未见不良反应。出院后继续用药 1 个月。

出院 2 年后随访：双眼视力均提高到 0.2。眼底检查基本同出院时的情况。术前、术后 2 年 F-ERG 和 P-VEP 比较：术后双眼 A、B 波波幅较术前明显增高，空间频率加大（1.55Hz），双眼 P100 波幅较术前有所增高。

讨论

上直肌搭桥术的作用机制可能与下述方面有关。①将上直肌移植于巩膜的最深层，由于肌肉的活动和牵引使脉络膜视网膜的血液循环得到改善。②肌束的移植为脉络膜建立侧支循环，促进眼内组织的营养打下了基础。③通过手术发生生物源作用，提高眼内组织的新陈代谢。视网膜色素变性患者的视网膜和脉络膜循环障碍已得到证实。视网膜组织由外丛状层起，所有外侧视网膜均为脉络膜血运供应，黄斑区无视网膜血管供应，其营养更有赖于脉络膜血运供应。眼肌血运丰富，将其植入巩膜深层可改善脉络膜血运，建立新的血运循环。已证实，视网膜色素变性眼肌深层巩膜移植术不仅使患者的主观视力有明显提高，而且 P-VEP 也有明显改善。

视网膜色素变性属中医学“高风内障”的范畴。先天不足，命门火衰，肝肾亏损，精血不足，脾胃虚弱，清阳不升等导致脉道不得充盈，血流滞涩，目失所养，神光衰微，夜不见物，视野缩窄。病变过程中多兼脉络瘀塞，后期常因脉道闭塞、气血失养而失明。

病例分析

本例患者属肝肾亏虚证，术前以生地黄、熟地黄、山萸肉、山药、泽泻、牡丹皮、茯苓、柴胡、当归、五味子等滋养肝肾，益精明目，黄芪、升麻以益气升阳。术后以党参、白术、茯苓等健脾益气，山萸肉、菟丝子、楮实子等补益肝肾，赤芍、丹参活血通络，防风、车前子祛风利湿，减轻术后水肿，柴胡、升麻具有升阳作用，使药气上行达目窍。参麦注射液具有改善微循环和抗凝作用。川芎嗪注射液具有解除小动脉痉挛、降低血管阻力和抑制血小板聚集的作用，还有增加冠脉流量、改善心肌供氧、降低心肌耗氧的作用，目前多用于治疗血管闭塞性眼病。果糖二磷酸钠有益于缺血、缺氧状态下细胞的能量代谢和葡萄糖的利用。中医辨证论治结合上直肌搭桥术治疗视网膜色素变性，既改善局部血液循环，又扶正祛邪，标本同治，从而取得较好的疗效。

9.

年龄相关性黄斑变性（视瞻昏渺）

结合教学内容 视网膜病（年龄相关性黄斑变性）。

病历资料

1. 主诉

患者，男，25 岁，左眼视物颜色变淡 1 年。

2. 现病史

2013 年 10 月在某医院就诊。检查：左眼视力：1.0（矫正），眼前节（−），眼底可见近视弧斑，视网膜平伏，黄斑中心反光隐见。光学相干断层扫描（OCT）示：左眼黄斑中心凹上方视网膜色素上皮细胞（retinal pigment epithelium，RPE）局部高反射团。诊断左眼近视性视网膜病变，嘱咐 3 个月随访。2013 年 12 月发现右眼视物亦变暗，且比左眼明显，而左眼也没有好转，再次去该医院检查，视力：右眼 1.0（矫正），眼前节及眼底同前。OCT 示：右眼高度近视眼底，视网膜平伏，中心凹鼻侧 IS/OS 层下高反射团，渗出？出血？诊断双眼年龄相关性黄斑变性。予施图伦滴眼液点眼，沃丽汀口服。2 周后症状依旧未减，故来寻求中医治疗。患者除眼部视物发暗外无特殊不适，纳便调，寐安，苔薄，舌稍胖，脉滑。

3. 既往史

否认高血压、糖尿病及其他慢性病史。

4. 专科检查

眼部检查同前。

5. 初步诊断

西医诊断：双眼视网膜年龄相关性黄斑变性。中医诊断：视瞻昏渺，湿聚为痰，上扰清窍型。

诊疗经过

治疗以健脾利湿、化痰散结为主。陈皮 6g，半夏 9g，茯苓 15g，甘草 6g，僵蚕 9g，夏枯草 15g，山药 15g，枸杞子 15g，山萸肉 15g。浸泡半小时，大火开后小火煎半小时，1 日 2 剂，先服 1 周，无不适感，继服 1 个月后自觉视物暗有改善，2 个月后视物基本正常。继续巩固治疗，3 个月后查 OCT，右眼病灶缩小，左眼病灶消失。

讨论

视瞻昏渺是指外眼无异常，唯视物昏蒙不清，中心有灰暗或棕黄色阴影遮挡，或视物变形的内障眼病。《证治准绳・杂病・七窍门》："视瞻昏渺证，非若萤星、云雾二证之细点长条也，乃目凡视物有大片甚则通行（有色阴影）。"本例中医诊断为"视瞻昏渺"，西医诊断为近视性黄斑变性。随着 OCT 的普及，越来越多的黄斑病变被发现及明确诊断。

病例分析

本例因为 OCT 检查病变部位在中心凹旁，中心视力好，所以没有进一步行荧光素眼底血管造影（FFA）检查。中医认为本病主证是眼底近黄斑区渗出物，而该患者全身症状不明显，故以局部辨证为主。张景岳曰："凡水肿等证，乃脾肺肾三脏相干之病。""诸湿肿满，皆属于脾。"渗出物的形成被认为是痰湿郁结，久郁化热，痰湿热互结煎熬的结果，所以辨证为嗜食偏好，脾胃受损，痰湿聚结，浊气上泛，采用健脾化湿、祛痰散结的二陈汤加减治疗。二陈汤出自《太平惠民和剂局方》，功效为燥湿化痰，衍化在眼科用于胞生痰核、视瞻昏渺、瞳神紧小、目劄等病，本病用此方加僵蚕、夏枯草加强软坚散结作用，加山药以增强健脾作用。另外，高度近视眼底病变中医多认为属虚证，所以加枸杞子和山萸肉补虚。眼底出现的各种变性改变（包括黄斑）一旦形成不可逆转，西医没有疗效确切的方法，此时采用中医治疗，可能取得意想不到的效果。

10.

眼科误诊案例：系统性红斑狼疮误诊为结膜炎

结合教学内容 全身疾病的眼部表现。

病历资料

1. 主诉

患者，女，22 岁，突感双眼红肿、干涩、异物感，并进行性加重 3 天就诊。

2. 现病史

患者 3 天前突然觉得双眼红肿、干涩、异物感明显，考虑是视疲劳，于是自行滴用改善视疲劳的药物（具体不详）。持续用药 3 天，效果不佳，而且症状进行性加重，遂来我院就诊。

3. 入院检查

血小板 81×10^9/L，尿常规及肝功能检查均正常。

4. 专科检查

双眼视力 4.8，睑结膜充血、球结膜混合性充血明显，角膜鼻上方边缘点状上皮浸润，角膜荧光素染色（+）。

5. 初步诊断

双眼急性结膜炎，双眼病毒性角膜炎。

诊疗经过

入院后予局部及全身抗病毒药、抗生素并辅助多种维生素治疗。1 周后结膜充血减轻，角膜浸润好转出院。出院后 11 天，因感冒、发热，眼睛再次出现红肿、疼痛，伴异物感明显。自行滴用从医院拿的眼药水后效果不佳，遂又住院治疗。诊断：双眼结角膜炎。仍予眼局部及全身抗生素、抗病毒药治疗。双眼症状稍减轻，随后眼痛又加重。2 周后出现丝状角膜炎，将丝状物刮除后加用重组牛碱性成纤维细胞生长因子眼药水滴眼。随后角膜上皮逐渐修复，双眼充血逐渐消退，角膜基本恢复透明。20 天后出院，然而眼病始终反复发作。

此后 1 年曾数次出现双眼结膜充血，每次都在门诊按过敏性结膜炎、病毒性结膜炎治疗，同时用激素眼药水可缓解。1 年后患者突然觉得双眼看东西模糊不清，伴头晕、乏力。在家滴用眼药水并休息 2 天后，眼睛看东西越来越模糊，眼睛干涩、充血、疼痛难忍。于是又来眼科就诊，查体：视力右眼 4.1，左眼 4.6，眼前房无异常，眼底视盘充血水肿、边界模糊伴不规则出血，动脉细，静脉扩张。颅脑 CT 和 MRI：未见明显异常。诊断：视神经乳头炎。予以抗感染、糖皮质激素治疗后 2 周后复查：右眼视力 4.6，视盘水肿减轻，出血吸收。住院 2 周后好转出院。

1 个月后病情又加重。且出现双下肢水肿和眼睑水肿，小便量少。入院查体：血白细胞、红细胞及血小板均减少，24 小时尿蛋白定量 800 mg，尿红细胞（+++），血肌酐增高。请血液科、肾内科会诊后，高度怀疑：系统性红斑狼疮。后转到肾脏内科经过专科治疗后，症状逐渐好转，困扰近 1 年的眼部症状也明显好转。

讨论

系统性红斑狼疮（SLE）是一种多系统损害的自身免疫性疾病，多见于 20 ～ 40 岁女性。发病缓慢，隐袭发生，临床表现多样、变化多端，由于细胞免疫和体液免疫功能障碍，产生多种自身抗体。可累及皮肤、浆膜、关节、肾及中枢神经系统等，并以自身免疫为特征，患者体内存在多种自身抗体，不仅影响体液免疫，亦影响细胞免疫，补体系统亦有变化。发病机制主要是免疫复合物形成。确切病因不明。病情呈反复发作与缓解交替过程。本病以青年女性多见。中国患病率高于西方国家，可能与遗传因素有关。本病彻底治愈不易，但通过正规治疗，大部分患者可以较好地控制病情。

红斑狼疮主要的临床特点是两侧面颊有水肿性红斑，鼻梁上的红斑常与两侧面颊部红斑相连，形成一个蝴蝶状的皮疹。红斑狼疮患者面部的皮疹与狼咬伤的面部瘢痕相似，因此这个病被称为红斑狼疮。眼部损害可表现为睑皮肤微萎缩的红斑、色素沉着或脱失、鳞屑性睑缘炎、角膜炎、巩膜炎、视网膜血管病、神经性眼病。

病例分析

本例中，误诊的一个重要原因是眼科医生对系统性红斑狼疮不熟悉。

临床如遇双眼突发视力下降、视盘充血水肿，尤其是青年女性患者，在排除颅内及其他眼部疾病后，应考虑自身免疫性疾病。临床遇有类似患者并出现低热、血小板减少、尿蛋白 (+) 等，提示 SLE 损害已累及肾脏，应予以重视。眼科医生在诊断时应重视眼与全身其他系统疾病之间的关系，特别是反复不愈的眼科疾病，更应重视全身查体，预防误诊、误治。

11.

眼科漏诊案例：眼表异物漏诊导致的角结膜损伤

结合教学内容 眼外伤。

病历资料

1. 主诉

患者，男，31 岁。因左眼反复眼红、视物模糊半年余就诊。

2. 现病史

患者于半年前无明显诱因出现眼红、视物模糊，自行滴用改善视疲劳的药物，效果不佳，且症状逐渐加重，遂来我院就诊。

3. 专科检查

左眼裸眼视力 0.15，左眼结膜轻度充血，角膜下方 1/2 范围呈弥漫性水肿、增厚，越接近角膜缘水肿现象越明显。

4. 初步诊断

左眼病毒性角膜炎。

诊疗经过

给予更昔洛韦滴眼液、更昔洛韦凝胶等抗病毒药物进行治疗，但病情无缓解。再次眼部检查，发现 2 点位角膜周边部有一处长约 2mm 的陈旧性线状瘢痕。反复追问病史，患者忆起 7 岁时左眼曾被灯泡碎片击伤，但当时并未到医院就诊。角膜内皮细胞计数为 492 个 /mm^2。超声生物显微镜（UBM）检查显示 6 点方位房角处有一块玻璃样异物。诊断：①左眼角膜内皮功能失代偿；② 左眼前房异物；③左眼陈旧性眼外伤。球周阻滞麻醉后行左眼房角异物取出术，术后角膜逐渐恢复透明，随访 1 年角膜内皮细胞稳定在 660 个 /mm^2。

讨论

眼科门诊中角结膜异物相当常见，大多数异物位置表浅，易于发现。但是某些异物由于位置隐匿，如隐藏在睑板下沟、睑板腺出口、泪小点开口、穹窿结膜皱襞、巩膜甚至房角等少见部位；或者性质多样，如昆虫翅膀、植物种子、纺织物、指甲等均有报道，常规眼部检查难以发现。此外角膜表面透明薄片状塑料异物，以及细丝状或线状异物如蜜蜂刺、板栗刺等，一端嵌入组织内，仅露一端，进一步增加了辨识的难度。当患者出现眼红、磨痛、睁眼困难等不适时，如果接诊时疏忽大意，未能全面细致进行眼外部检查，往往难以发现隐匿性异物，易漏诊或误诊为结膜炎、角膜炎等眼表疾病，从而贻误病情，加重患者的痛苦。此外，年龄小的患者不能很好地配合检查，也是导致异物漏诊、误诊的重要原因。

隐匿性异物导致眼表损伤最显著的体征是持续性结膜充血，而且常累及单眼。异物隐匿或直接接触的部位充血尤为明显，异物长期刺激甚至导致结膜组织增生形成肉芽肿样肿物。若异物不断摩擦角膜，角膜上皮可出现毛刷状、细线状粗糙，或持续性上皮缺损，缺损形态一般不规则，无末端膨大、地图状等特异性表现，病程长者甚至形成难以愈合的角膜溃疡。如果遇到下述情况，首先要警惕隐匿性角结膜异物：①患者因单眼“眼红、磨痛、睁眼困难”等症状反复多次就诊，药物治疗后症状持续不改善；② 患者视物时伴有下颌抬举、歪头、侧视等代偿头位，目的是躲避异物对眼表的摩擦；③结膜充血、水肿进行性加重，并围绕某一部位尤为明显；持续性角膜上皮粗糙或缺损，形态不规则，药物治疗持续不愈合。隐匿性异物导致眼表损伤的另一个重要特点是异物一旦取出，眼表损伤能够迅速恢复，眼红、磨痛等刺激症状 2 ～ 3 天后消失，角膜上皮粗糙及顽固性上皮缺损 1 周内逐渐愈合。

病例分析

本例中，患者在初诊时未主动提及幼年时眼外伤的病史，且角膜周边部的线状瘢痕较隐匿，医生未能查及，故造成漏诊。因此，为了避免漏诊、误诊，医生问诊时首先要注意询问患者既往有无眼部外伤史、手术史及异物入眼史，尤其是眼部体征与病史不相符时，需要反复进行追问。其次，全面细致地检查外眼，必须翻转上下眼睑，重点检查睑板下沟、穹窿结膜、睑板腺出口、泪小点开口等隐蔽部位。对于水肿隆起的睑球结膜、穹窿结膜皱襞，以及被球结膜覆盖的巩膜等，建议在表面麻醉或球周阻滞麻醉下应用眼科显微镊进行充分探查。第三，角膜 OCT、活体共聚焦显微镜、UBM 等辅助检查可以提供异物的线索，如 UBM 清晰地显示出位于房角的玻璃异物。此外，角膜荧光素染色后角膜呈现散点状、毛刷状、细线状划痕，也可作为一种重要的辅助检查方法。对于不能配合检查的儿童患者，绝不能仅采用手电筒照射的方法简单检查，必须在镇静睡眠或全身麻醉下进行详细探查。各类隐匿性异物长期慢性刺激会导致持续性结膜充血水肿、顽固性角膜上皮粗糙及缺损等眼表损伤。对于反复多次就诊的单眼红肿、磨痛、睁眼困难，药物治疗持续不缓解的患者，一定要警惕隐匿性角结膜异物，重点检查睑板腺出口、泪小点开口、睑板下沟、穹窿结膜、巩膜、房角等隐蔽部位。早期及时取出隐匿性角结膜异物，眼表损伤才可以快速恢复。

12.

眼科急诊案例：蜜蜂蜇伤致视网膜中央动脉阻塞

结合教学内容 眼外伤。

病历资料

1. 现病史

患者，女，66 岁，被大黄蜂蜇伤左侧面部后昏迷 2 小时。患者醒来后即发现左侧眼睑明显水肿，伴视物模糊。还伴有头晕、头痛、恶心、呕吐及多发性腹泻。患者在当地医院就诊后接受甲泼尼龙、复方甘草合剂、头孢曲松钠注射治疗。但在蜇伤 48 小时后，眼科医生发现其左眼视力丧失。遂转诊至上级医院。

2. 入院检查

总 IgE 升高：910U/mL（0～100U/mL）。活化部分凝血活酶时间（APTT）降低：25s（30～45s）。D- 二聚体升高：590μg/L（0～500μg/L）。肌酸激酶 3340U/L（0～145U/L）及肌酸激酶 -MB 68 U/L（0-24U/L）升高。心脏超声、心电图示左前壁 T 波改变，左室舒张功能降低，提示蜂毒造成炎症反应，进一步导致心肌损伤。ALT 升高：97 U/L（0～34U/L），AST 升高：200U/L（0～34U/L），提示蜂毒造成肝损伤。乳酸脱氢酶升高：507U/L（140～271U/L），可能与心肌损伤和肝损伤有关。

3. 专科检查

视力：右眼 0.8，左眼无光感（NLP）。眼压：右眼 16mmHg，左眼 19.5mmHg。眼前节：左眼眼睑水肿、结膜充血、瞳孔固定散大，直径 6mm。眼底：可见散在的视网膜出血，视盘颞侧有一小块外观正常的视网膜白斑。FFA：注射染料后 40s，显示一条睫状视网膜血管快速充盈，视网膜中央动脉充盈延迟。右眼眼部检查仅发现轻度皮质性白内障，余无异常。

4. 初步诊断

面部蜜蜂蜇伤，视网膜中央动脉阻塞（左眼），皮质性白内障（右眼）。

诊疗经过

完善检查后，随即给予患者全身及局部治疗。扩血管：舌下含服硝酸异山梨酯。降低眼压：静脉注射甘露醇；抗炎：外用滴眼液（妥布霉素地塞米松、普拉洛芬滴眼液、奥洛他定滴眼液）；全身治疗：甲泼尼龙、复方甘草合剂、头孢曲松钠、谷胱甘肽。治疗 5 天后，左眼视力仍为无光感，但各项系统性检查基本恢复正常。

讨论

蜂毒含有生物胺、酶和多肽毒素，高浓度生物胺（例如组胺）的突然释放会导致血管舒张、毛细血管通透性增加，以及免疫反应的发生，引起由 IgE 介导的 I 型超敏反应。蜜蜂蜇伤十分常见，通常会在蜇伤部位造成局部的不适和肿胀，残留影响很小。局部反应，如疼痛、风团、潮红、水肿和肿胀通常是自限性的。但有时它们会引起严重的不良反应，例如过敏反应、心血管衰竭，甚至死亡。眼部损伤通常由毒性和过敏反应引起，包括结膜炎、角膜浸润、白内障形成、伴有角化沉淀的急性虹膜炎、前房积血、晶状体半脱位及罕见的视网膜损伤。

病例分析

近来研究表明，蜜蜂蜇伤可表现为局部轻微反应，也可严重至死亡，累及眼部可发生角膜病和眼内炎。本例患者在蜜蜂蜇伤后不仅因视网膜中央动脉阻塞（CRAO）引起视力丧失，还伴有严重的全身并发症。因此，临床医生遇到该类患者时需要警惕蜂蜇后眼睑肿胀的患者发生 CRAO，密切关注视力变化，及早进行全身检查。

第四章

医患关系

现代医生要取得患者的信任，营造和谐的医患关系，需要博极医源，精勤不倦，省病诊疾，至察深心以培养“大医精诚”的人文精神。所以，如何加强医学生的医学人文素养是我国医学教育工作中不可回避的新课题。本章节包含 8 个案例，分别从眼科学相关法律法规、医学伦理、医患沟通、叙事医学等方面诠释医学人文素养的重要性，其中正面案例可引导学生进行思考和学习，反面案例可引起学生反思和警醒，真正落实以患者为中心的医学理念，有利于进一步提高医学生的人文素养。

1.

法律法规：高医生私摘死者眼球案

结合教学内容 眼外伤（酸碱化学伤）。

案例教学目标

结合“高医生私摘死者眼角膜案”，让学生们意识到做一名好医生，除了精进医术、锤炼医德之外，还应依法执业。医生职业不仅关乎患者的生命和安全，还与人的尊严相关。任何脱离法律轨道的医疗行为最终都会损害社会大众的根本利益。法律与道德的关系是复杂的，两者既有共同点，也有不同点。医德是职业道德的一种，医德与法律规则在很多方面会呈现出不完全契合的状态。所以，好医生必须遵守法律，依法执业。

案例内容

1998 年 10 月，北京某医院接诊了一名农民工，他因烧碱烫伤眼球很快就会腐烂，如不及时手术将没有复明的希望。北京该医院眼科博士高医生正在为该农民工次日的眼角膜置换手术做准备时突然发现备用的角膜已经坏死。这意味着那位被烧碱烫伤的患者将面临永久失明的厄运。思索片刻，高医生来到医院太平间，从一具新鲜女尸上取出了两只眼球，为女尸换上了义眼。次日，高医生将一只眼角膜植入了那位工人师傅的眼睛，患者复明了。数日后，另一只眼角膜让一位老大娘恢复了视力。同时为了美观，高医生还特地给尸体装上了高级的义眼。而盗摘眼球的事很快被死者亲属发现，这位医生被那名死者的家属一纸诉状告上了法庭。高医生被北京市公安局立案侦查，后被移送至北京市西城区检察院。1999 年 3 月，北京市西城区检察院做出不予起诉的决定。

但这种行为真的合适吗？答案显然是否定的。高医生的行为严重侵害了死者及死者亲属的合法权益，是被法律严厉禁止的。高伟峰的案件是中华人民共和国成立后第一例擅取眼球案，涉及医学、法律、道德、伦理等诸多方面问题，根据 1997 年 10 月 1 日颁布的《中华人民共和国刑法》第 302 条规定，盗窃、侮辱尸体的，处 3 年以下有期徒刑、拘役或者管制。盗窃尸体罪是指以非法占有为目的，采取秘密手段窃取尸体，侮辱尸体罪应该是行为人出于贬损他人人格、他人尊严的目的，对尸体实施一些侮辱的行为，由此可以看出，高医生的行为还不符合这样的描述。因此，北京市西城区人民法院对高医生擅自摘取尸体眼球一案作出不予起诉的决定。

但是法律是与时俱进的，根据 2011 年 2 月 25 日通过的《刑法修正案（八）》规定，对于非法摘取活体器官与尸体器官的行为，应视其情况分别认定为故意杀人罪、故意伤害罪或盗窃、侮辱尸体罪，所以此后发生的类似案件，将会依法受到法律制裁。现代社会，法律是权衡正义与否的重要尺度。医生职业不仅关乎就诊人的生命和安全，还与人的尊严相关。任何脱离法律轨道的医疗行为最终都会损害社会大众的根本利益。

参考素材

杜振汉，李义松 . 尸体的性质浅议——从“高某私摘死者眼球案”谈起 [J]. 中国卫生法制，1999 年。

思政切入点

医德是职业道德的一种，医德与法律规则在很多方面会呈现出不完全契合的状态。所以，医德养成的路上，需要医生对法律的遵守，也需要法律和制度的保障。

2.

人文关怀：眼科诊治中的人文精神

结合教学内容 医患沟通。

案例教学目标

随着社会与科技的发展与进步，人们对疾病的认识在不断完善，医疗工作已不再单纯停留在医治的环节，人们对疾病从诊断到治疗再到康复的各个环节，都有了新的期望与要求。眼科患者这一人群的特点以及他们对医疗救治中的特殊要求，使人文关怀的作用较为突出。

案例内容

眼科患者的年龄分布最为广泛，任何年龄均有可能患眼部疾病。先天性白内障等先天性疾病患者多为婴幼儿，近视等发育性疾病从青少年期开始出现，年龄相关性黄斑病变等与衰老有关的疾病则见于老年人群。眼科患者在考虑眼部疾病的同时应该注意其同时合并的其他疾病，尤其是老年患者多伴有全身慢性疾病。例如糖尿病性视网膜病变为糖尿病在眼部的表现，是糖尿病的一个严重并发症。不同职业对视功能的要求不尽相同，例如驾驶员对视力及色觉具有特殊要求，设计师对色觉和立体视具有较高的要求。可见，不同患者的心理状态及对视觉的依赖程度不同，其对视觉的要求及对疾病诊治和预后的要求也不同。因此，在诊治工作中要以人为本，实行个体化的诊治方案。

人文精神是对人生意义和主体价值的一种崇尚。人文精神是整个人类文化所体现的最根本的精神，或者说是整个人类文化生活的内在灵魂。医学主体的人文精神体现在对人的生存意义和价值的关怀上。眼科工作者无论在临床还是科研工作中一直不断努力追求真理，探索知识。对疾病的发生发展、诊断治疗等方面做出不懈努力。同时，对人生命价值的体现和保护也是近年来研究的重点。努力做到求真、行善、臻美、博爱、至圣。

脉络膜黑色素瘤是眼部恶性肿瘤中的常见类型，传统上较为安全的治疗方法为眼球摘除。然而眼睛对于人的生存起着至关重要的作用。眼球摘除从功能及心理上对患者都有重大的伤害。因而，近年来在保证患者生命的前提下，运用光凝、敷贴放疗、带电粒子照射、肿瘤局部切除、经瞳孔温热疗法、化疗、免疫疗法等代替眼球摘除已取得了可喜的成果，但仍处于探索阶段。

屈光不正的治疗从验光配镜到角膜接触镜再到屈光手术的发展，体现了人们追求更高更便捷的生活质量的要求。不同性别、职业等因素的需求不同，个体对治疗手法的期望也不尽相同，这也是医疗技术进步的动力之一。近年广泛开展的准分子激光角膜屈光手术，既可以解决眼镜带来的不便及美观问题，又可以避免因接触镜带来的各种并发症，从而被越来越多的患者接受。然而术后一些患者尽管裸眼视力达 1.0 以上，仍有视物模糊、眩光、夜间视力障碍等症状，不同程度地影响了患者的视觉质量。随着人们对眼光学系统认识的加深和科技的进步，针对不同角膜形态和像差形态的个体化切削应运而生。个体化是根据个体规格或需要进行构建、满足或更改。角膜个体化切削是根据个体的光学特性、解剖特性、功能特性，通过各种球镜、柱镜、非柱镜以及非对称的角膜切削矫正个体的屈光不正和成像缺陷。波前像差引导的个体化切削和地形图引导的个体化切削是目前临床上应用较多的两种方法。与传统角膜屈光手术相比，个体化切削考虑到了不同个体间的差异，依据每一个体具体的、特定的情况来进行最优化的切削。可见个体化角膜切削是一种更为安全、准确的治疗方法。从哲学意义上也体现了人文精神至善至美的宗旨。

现代白内障手术的目标是最小的术后散光，最好的裸眼视力和最快的视功能恢复。该目标的提出充分体现了人文关怀精神，不但从临床治疗效果出发，也从患者恢复及舒适度出发考虑治疗方案。传统的白内障囊外摘除法作为一种经典的手术治疗方法具有安全有效的治疗效果，但是对于视觉质量仍不能取得较好的效果。因而从手术方法、手术设备、手术设计及人工晶状体等多方面不断探索完善，力求获取更快、更好、更安全、更舒适的手术方法为患者服务。超声乳化技术的出现是白内障手术的一大革命，大大缩短了手术时间，减少患者的痛苦，手术切口也较传统方法小，患者恢复快。折叠人工晶状体的出现为小切口手术提供了更大的发展空间。

青光眼是一种以视神经损害和视野缺损为特征的眼病，一旦确诊需终身随访，对社会和家庭造成的损失较大。至今尚无预防其发生的方法，也无恢复晚期青光眼视功能的有效措施。防治青光眼的关键在于早发现、早诊断、早治疗。随着科技的发展，青光眼的检查手段越来越先进，所获得的结构参数也越来越多，逐步由定性评估向定量分析发展。如超声生物显微镜、光学相干断层扫描技术等技术的相继出现为青光眼的早期诊断提供了一定的帮助。临床工作中应具体问题具体分析，遵循最优化原则，无论诊断还是治疗均以人为本，个体化决策患者的不同诊治方案。

全球最大的防盲项目“视觉第一中国行动”在我国取得了重大成效。1997 年至 2001 年的 5 年内施行了 206 万例白内障复明手术，实现了我国每年白内障手术数超过了白内障盲新发人数 40 万例的历史性转变。并在西藏启动了“无白内障障碍区”的防盲项目。通过“全国助残日”“全国爱眼日”“世界视觉日”及组派医疗队等各种形式的活动，利用各种传媒手段，向群众广泛宣传眼保健及防盲治盲知识，推动了全民防盲治盲意识的提高。我国防盲治盲工作的大力开展也充分体现了博爱行善的人文精神。

眼科患者教育是近年来眼科医疗工作中的新领域，其充分体现了人文关怀，在与患者的充分沟通中，体现着对其的理解与关心，不但使患者能更好地配合医疗工作，也使其在心理上得到关怀，对形成良好的医患关系起着重要的作用。儿童弱视的治疗和疗效与家长及患儿的积极配合直接相关。患者教育使患者正确了解疾病，有利于树立正确客观的理念；有利于患者获得正确的医治。对防止患者盲目求医、上当受骗也起到保护作用。良好的沟通，使患者正确理解疾病的发生发展，对预后有了客观的了解，使其正视疾病本身，既树立信心积极治疗，又不盲目期待。由此可见，将健康教育内容贯穿治疗全过程，不仅可降低复发率，而且可以减少不必要的诊疗支出，减轻社会和家庭的经济负担，提高患者的生活质量。这有利于医患关系的融洽。

医学至圣的人文追求包括医学作为一种职业的圣洁和医学认识主体精神境界的最高追求。“悬壶济世”“止于至善”“自强不息、厚德载物”是医者至圣的境界。随着经济的发展、社会的进步，我们也能看到一些负面的现象。如何才能与“腐败”“混世”“拜金主义”等划清界限？作为医学认识主体的医护人员必须加强自身人文精神的教育；加强医德医风修养。使自身具有独善其身的人格精神，独立的价值取向，独立的学术风格和独立的为人处世原则。以人类的事业为己任，对事“慎独”，在物欲横流的环境中“救己”；在对患者的人文关怀中，守护人类的身心健康，守望自己的精神家园。

医务人员作为“健康所系，性命相托”的关键性人物。“一切为了患者”、“以患者为中心”的口号要落到实处。加强人文精神教育，培养良好的人文素养。避免因经济利益或者急功近利，片面追求新技术、新方法，甚至放弃传统的诊疗手段而追求技术尚不成熟、效果尚不确定、费用昂贵的新方法，使患者接受过度医疗，既加重了患者的负担和医疗资源的浪费，也造成医患关系紧张。

参考素材

田润，唐罗生，贺达仁．人文精神在眼科诊治中的体现 [J]. 医学与哲学（临床决策论坛版），2007 年。

思政切入点

作为眼科医疗工作者，不但要在求知领域追求人文精神的最高境界，不断刻苦钻研，追求真理，探索疾病，更应在行善、臻美、博爱、至圣方面加强自身人文素养。“以人为本”“以患者为中心”，结合患者的实际情况，做出最适当的诊疗方案，从而更好地服务于患者，同时有利于医疗资源的合理利用及医患关系的融洽。

3.

医患关系：与眼科患者的沟通

结合教学内容 医患沟通。

案例教学目标

在教学中引导学生意识到医务工作者作为医院的主体，应当弘扬中国优秀传统伦理道德，摒弃患者求助于我们的思想。重视每一个患者，不论其病情轻重、职位高低、贫富、贵贱、男女、老幼、长相丑美，都要一视同仁，平等对待，态度和蔼、耐心，与患者交流过程中讲究语言艺术，要使患者听得清，听得懂，能理解，千万不能摆出一副拒人于千里之外的态度。

案例内容

人类为了维持个体的生存和种族的延续，在适应不断变化的复杂环境时所作出的反应称为行为。众所周知，眼睛为心灵之窗，对人体有重要作用。当眼睛出现毛病，如视力减退、外伤、感染等不适时，患者就会到眼科门诊求诊就医。我们称之为眼科门诊患者就医行为。根据各地流行病学调查统计，目前我国盲人有 400 万～ 500 万例，低视力患病率约为 0.58%，即有低视力患者约 600 万例。主动求医出于个人的自觉要求和主动行为。

许多研究表明，绝大多数人认为身体所遭受的最严重伤残莫过于视力丧失。而患者到医院是出于求助、求治、求救的目的，多半是带着对医院、医生的信赖来求医的，他们一方面接受来自医院的治疗，一方面又安于接受社会、家人各方面的帮助。对于医生而言，患者为了治愈疾病，恢复健康而求助于己；但从另一个角度来看，没有患者就没有医院，患者是医生的“衣食父母”。医务工作者作为医院的主体，应当弘扬中国优秀传统伦理道德，摒弃患者求助于我们的思想。重视每一个患者，不论其病情轻重、职位高低、贫富、贵贱、男女、老幼、长相丑美，都要一视同仁，平等对待，态度和蔼、耐心，与患者交流过程中讲究语言艺术，要使患者听得清，听得懂，能理解，千万不能摆出一副拒人于千里之外的态度。稍有疏忽，会引起不良影响。

曾有一位女患者因患糖尿病到某医院检查眼睛，患者向接诊医生了解病情时，该医生生硬地回答："糖尿病已影响了眼睛，就这样了，没得治了。"这番话，引起患者一度产生自杀的念头。她抱着一线希望，到另一医院就诊。经详细检查，患者患的是糖尿病性视网膜病变 I 期，病情很轻，视力右眼 0.9，左眼 1.0。医生针对患者情况，对患者做了详细解释，告诉她眼部病变暂时不会影响生活，但必须定期到内分泌专科和眼科诊治，使患者消除了心理困扰，建立起治病的信心，按期来诊，病情得到控制。她在感激之余说："医生，要不是您给我解释清楚病情，我早就自杀了。"由此看出，医务工作者必须树立正确的医学伦理观，态度冷漠、解释语言不艺术、语调生硬等，会增加患者的心理负担，引起医源性心理问题，损害医患关系。

在主动求医行为中，有些患者可能由于某些心理障碍，眼部并无器质性病变而主动求医；个别患者为了取得工休证明、工伤待遇或变换工种主动求医，伪造症状，夸大病情等，以达到个人某种愿望和目的；还有患者利用买了医疗保险而伪造非医疗医保范围内的疾病等。作为眼科临床医生，只要认真负责和细心观察，往往能发现这些行为动机，医生不仅要为患者个体尽义务，还要对他人及社会尽义务，当两者发生矛盾时，医生要以社会利益为重，并尽量说服患者使个人利益服从社会利益。

参考素材

穆剑 . 眼科门诊病人就医行为与医学伦理学的探讨 [J]. 中山大学学报论丛，2001 年。

思政切入点

患者是社会的一员，可有各种心理需求，尤其当患眼病后，精神和肉体均受影响，希望得到良好的医疗服务和尊重，一旦得不到满足，而又缺乏耐心和必要解释时，会产生一种不满心理。对这种患者应加强沟通，晓之以理，动之以情，做好解释工作。作为医护人员，要注意语言艺术、医患沟通的技巧。要以满腔的热情理解患者、尊重患者、爱护患者，帮助患者顺利度过心理调适期。医护人员要以患者为中心，千方百计为患者治病。但亦应该明白，医患之间首先是一种契约关系、合同关系，或法律关系。

4. 医学伦理：眼科被动求医患者的医学伦理问题

结合教学内容 医患沟通。

案例教学目标

被动求医行为是出于强制性的非个人意愿的行为。在眼科门诊，这类患者有婴幼儿、儿童、残疾人、精神病患者等。在教学中应帮助学生掌握如何确诊这类患者的眼病，以便对症治疗，除了详细检查患者眼部情况外，还应求助于第三者即病人亲属提供情况，了解家属的心理和行为，从而进行综合分析，明确诊断。

教学内容

婴幼儿完全不能自述病史，学龄前、学龄儿童虽可描述自己眼有不适，但不具体。这类患者常见的眼病有新生儿泪囊炎、倒睫、睑腺炎（麦粒肿）、睑板腺囊肿（霰粒肿）、急性结膜炎、角膜炎、屈光不正、眼外伤等。医护检查、治疗时，孩子会出现害怕、哭闹、敌意，甚至尽力反抗等特点，家属则产生心理上的焦虑、急躁不安，表现为责备、打骂孩子等行为，或在同一时间、同一角度或不同角度反复询问主诊医生有关孩子的诊断、治疗、预后、转归等，家属希望有医术高超、医德高尚的医护人员为自己的孩子治病，这是普遍的心理要求，尤其是危重或需手术的家属更是这样，个别家庭矛盾激烈、夫妻关系不好的家庭，往往以孩子眼病为由，在治病过程中寻找发泄怨恨的机会，把家庭矛盾转化为对医疗护理过程的挑剔行为。另外，越来越多独生子女的出现，孩子显得更宝贵，所以孩子患眼病以后，必然给家长造成心理压力，以致有时会表现出一些出格的行为。这些首先就要求眼科医护人员必须有更高的医德修养，严于律己、忠于职守，对儿童患者要像慈母般关心他们，不管工作环境多么吵闹、令人烦躁，都应耐心听取患儿、家属的叙述，不急不躁、准确地完成有关诊断与治疗（视力、裂隙灯显微镜、眼底镜、验光、治疗、手术等）。当医生、护士技术精湛，工作认真、诊治过程准确无误，患者和家属就对他们的工作无可挑剔。

残疾人由于存在躯体伤残和心理及行为障碍，并认为给家庭和社会带来影响，生存价值低，眼病治与不治无关紧要，而精神病患者由于精神行为异常，不能及时表达自己的意愿，处于被动就医状态，往往延误治疗，最终有可能造成视力残疾，如角膜溃疡、急性视网膜动脉或静脉阻塞、青光眼、视神经炎等。为了提高残疾人、精神病患者生活质量，树立正确就医伦理观，医务工作者须与家属做好沟通，告诉家属有义务协助患者求医。医护人员对这类患者进行诊疗时，不能因患者缺乏自制力、不配合或无要求而敷衍草率行事，必须发扬人道主义精神进行耐心仔细的解释，使患者能够尽量理解诊疗的重要性，对患者的行为进行指导及增强对治疗的依从性，最大限度地抢救患者视力，使这类患者能获得较理想的治疗效果，使余生的生活尽可能健康快乐。

参考素材

黄玩英，林丽萍，许英，等．眼科儿童诊疗过程的伦理问题及对策 [J]. 中国医学伦理学，2004 年。

思政切入点

卫生服务行业关系到人的生、老、病、死，是与群众生活密切相关的“窗口”行业。《中华人民共和国医师法》规定，医师在职业活动中有关心、爱护、尊重患者，保护患者的隐私的义务。不能因年龄、病种、社会地位、经济状况等因素受到歧视。作为眼科医务工作者必须理顺医患关系，从传统的生物医学模式向生物 - 心理 - 社会医学模式转变，树立“救死扶伤、忠于职守、爱岗敬业、乐于奉献、文明行医”的行业新风尚，变被动服务为主动服务，爱护患者就像爱护自己的眼睛一样，以适应医学已进入通过改变行为来预防、治疗疾病的时代，造福于眼病患者。

5.

医学伦理：眼科放弃治疗的伦理学问题

结合教学内容 医患沟通。

案例教学目标

随着医学和社会的进步，各种人类疾病的诊治水平不断提高。但放弃治疗仍是我国医疗行业目前不可避免与经常发生的事实。在教学中可引导学生讨论：眼科中可能出现放弃治疗的情况有哪些？可引导学生思考：眼科放弃治疗的过程中可能会涉及哪些伦理学问题？

案例内容

通常认为放弃治疗是指医生根据患者、患者家属的决定，或自己及医学认定机构的科学诊断，对身患绝症，没有治疗意义的濒死患者，终止维持其生命的医疗措施，任其自行死亡。这类患者多为植物人、深度昏迷且无恢复意识可能的患者、晚期癌症患者等。实际工作中，放弃治疗有广义与狭义之分：狭义的放弃治疗是指对不可治愈的患者根据患者及家属的要求终止治疗的行为；广义的放弃治疗是指患者被确诊后，由于各种原因未按常规实施治疗措施，这里的患者包括可治愈与不可治愈者。医学伦理学多关注狭义的放弃治疗，如“安乐死”等已成为人们讨论的焦点。然而，广义的放弃治疗涉及的问题也很多，这种放弃治疗在各个专业和轻重不同的疾病中都存在，也不只是因为患者经济困难或医学上不可治才放弃治疗，放弃治疗有时甚至是一种理想的临床治疗选择。

目前在我国因经济困难而放弃治疗的眼病患者十分常见，如我国每年有很多老年性白内障患者因经济困难未及时治疗或放弃治疗。其他如各种类型的青光眼、原发性视网膜脱离、眼外伤、角膜病、眼部肿瘤、斜视与弱视及各种眼底疾病等都有因经济困难而放弃治疗者。这与我国经济发展不平衡、城乡差别等问题有关，也是涉及医学各科的普遍性医学伦理问题，有待各级政府、医疗机构和医务人员共同努力。

不少眼科患者因在各级基层医院诊治不当，经济困难，最终放弃治疗。如有一例 30 岁的农村女性右眼全葡萄膜炎患者，由于病变反复发作 4 年，四处求医，已用去了上万元，实在无力再负担医药费了，这次复发转院，提出如果不能根治就放弃治疗，但患眼的视力仍有 0.2。还有一例 40 岁的男性左眼甲状腺相关眼病患者，也是家住农村，因左眼球突出致暴露性角膜溃疡，红痛明显，当地治疗效果不好，用去了家中所有的积蓄，尽管视力有 0.08，仍提出将患眼摘除以解除痛苦，放弃本该采取的眼眶减压术与全身激素治疗等。

眼科医生对无光感患者常认为可以放弃治疗。实际上不少眼科疾病如眶内血肿、急性闭角型青光眼发作期、急性球后视神经炎、外伤性或自发性的大量玻璃体积血、外伤性视神经管骨折等患者尽管已无光感，只要及时抢救治疗，部分病例仍有恢复视力的希望。如有一例 8 岁小孩玩耍时右眼被打伤后无光感已 5 天，我院接诊时眼眶 CT 检查显示右眼眶内气肿，眶压明显增高，眼前节和眼底检查无异常。按常规眶内血肿或气肿致视力丧失超过 24 小时即可放弃治疗。但考虑到手术抽出眶内气体并不困难，对患儿无明显伤害，且视力丧失超过 24 小时即放弃治疗也不是绝对的。结果在眶内抽气后第四天患者恢复了光感，一个月后视力有 0.1。可见如何确定放弃治疗的患者是不可治愈的患者十分重要，作为临床医生要及早尽力争取治疗，有时要打破常规，否则医学就难以进步。特别是对眼科患者，其治疗费用不像植物人那样消耗大量卫生资源，在经患者及家属同意后可积极治疗。

眼科疾病因时间耽误由可治变为不可治而放弃治疗的病例也很多，如小儿弱视，尤其是斜视性弱视的治疗，因弱视是一种与视觉发育有关的眼病，一旦患儿过了视觉发育年龄（一般为 7 ～ 10 岁）则基本上没有治疗效果。目前仍有不少基层单位医生认为小儿斜视应等到长大后再手术治疗，这样就耽误了良好的治疗时机。当然有不少是由于患者未及时到医院就诊而耽误的。开角型青光眼或慢性闭角型青光眼的误诊误治也十分常见，这种青光眼因不伴有眼部红痛，且早期视力正常，容易发生诊治错误。如患者同时有老年性白内障，则经常被诊断为白内障，最后才发现有青光眼。其实，只要按常规在门诊检查眼压与视盘（C/D）比即可早诊早治。因时间耽误由可治变为不可治的放弃治疗的病例最令眼科医生痛心，除了医生要详细询问病史、认真检查以作出正确的诊断和及时治疗外，普及医学常识让广大群众及早就诊也是十分重要的措施。

视网膜母细胞瘤是眼科最常见的原发性眼内恶性肿瘤，常见于 3 岁以下的小孩，可单眼或双眼发病，其中，双侧发病者约占 40%。视网膜母细胞瘤的放弃治疗是眼科肿瘤专业医生经常遇到的问题，常见的情况有以下几种。①由于视网膜母细胞瘤就诊较晚，绝大部分小儿需要行患眼眼球摘除术，而眼球摘除术是家长不愿接受的事实，以至于不管医生怎样细心解释，家长还是不愿住院行眼球摘除术，采用放弃治疗。② 基层医院误诊为一般的白瞳症或共同性斜视，嘱患者家长观察，结果耽误了治疗时机，就诊时已到了晚期只能放弃治疗，如一例在当地医院误诊为共同性内斜视的患者，就诊时已有颅内扩散，难以治愈。③双侧性视网膜母细胞瘤患儿，双眼内瘤体都较大，只能采用双眼眼球摘除术治疗。这种病例保住生命并没有问题，但双眼眼球摘除后无论对患儿本人，还是家长与社会都是十分沉重的负担，况且双侧性患者都是常染色体显性遗传性疾病，其后代视网膜母细胞瘤的发生率可高达 50%，经向家长解释后基本上都采用放弃治疗。

治疗性放弃对临床医生来说是一个全新的概念。即对某些可治性疾病采用放弃治疗的方法。这种放弃治疗的前提如下。①可治性疾病是一种发展十分缓慢的慢性病，不治疗不会对患者造成任何不良后果。②患者年龄大，医生对该病的病程十分了解，预计 10 ～ 20 年不治疗不会影响患者的生活质量；相反，如果按常规治疗，则由于药物或手术的副作用以及频繁就诊会使患者的生活质量下降。如患开角型青光眼高龄老年人，病变尚属于早期，而患者又有较严重的心血管疾病。估计相当一段时间内青光眼不治疗既不会影响患者的视力，也不会有任何眼部不适症状，视功能只会缓慢下降，甚至直到生命结束患者也不会觉察到这种眼病对生命质量的影响。而积极治疗可能因药物的副作用加重心血管症状等。这时医生可采用放弃治疗的方法。治疗性放弃初看似乎不符合传统的医学伦理道德，其实从深层次分析却是更符合医学道德，是临床治疗在传统基础上的升华，使患者不用任何治疗措施却比接受传统治疗的患者生活质量要高，同时也说明临床医生对该类疾病已有了全方位的认识。我们在临床工作中对部分符合上述情况者可采用治疗性放弃的方法。

参考素材

颜建华，吴中耀．眼科放弃治疗的伦理学研究 [J]. 中国医学伦理学，2005 年。

思政切入点

放弃治疗有广义与狭义之分，广义的放弃治疗在各个专业和轻重不同的疾病中都存在。经济困难仍是眼科患者放弃治疗的主要原因。部分无光感眼疾患者不要过早放弃治疗，应尽力救治。误诊漏诊导致病变由可治变为不可治的放弃治疗要尽量避免。治疗性放弃对临床医生是一个全新的概念，医生在特殊情况下对某些可治性疾病可采用放弃性治疗的方法。

6.

责任意识：眼科患者安全

结合教学内容 医患沟通。

案例教学目标

眼科患者由于视力障碍，在就诊时发生安全问题的概率比一般患者高，例如暗室内碰伤或跌倒等。教学中应呼吁学生们关注眼科患者周围存在的安全隐患并给予人文关怀。

案例内容

暗室是眼科检查的特殊环境，眼部许多精细检查都要通过裂隙灯、检眼镜在暗室内进行。为利于检查，暗室内光线较暗，加上患者对环境陌生及视力障碍，没有适应暗环境就接受检查，很容易碰伤。如某医院一位视网膜脱离患者于手术次日由其家属搀扶到暗室接受裂隙灯检查时，摸索坐下，检查前调整合适体位时因用力过猛，裂隙灯的支架将其术眼碰伤，患者即感术眼不适，经检查确认为眼底出血，最终导致医患纠纷。为避免患者在暗室内碰伤，医院对暗室内检查仪器和物品的摆放进行重新调整，使其更简洁、合理。患者入院后先带其到暗室熟悉暗室的设施及检查时要摆放的位置，使其适应暗室环境。医务人员与患者一起测量好其床位到暗室的步数，并在医务人员的陪同下试着再走一次，熟悉了行走路线后，患者即使临时没人陪同也同样有安全感。对双眼视力障碍的患者，要进行重点关注。检查时应一手扶住患者的头后部，另一手扶住前额慢慢向前移，平稳地将下颌放在下颌托上，前额贴紧额托，检查时嘱其不要变动头位和体位，以免被仪器碰伤。

眼病患者有不同程度的视力障碍，地面光滑、潮湿、有果皮，病房内设施多，过道有障碍物，卧床时间长等均可使患者站立不稳而跌倒。据报道，有患者因术后卧床时间长，在慌忙起身接电话时跌倒，导致颅底骨折。针对这些问题，除加强病区环境安全建设外，医务人员在进行眼底检查时可在患者床边用间接检眼镜进行。另外，对手术后和卧床时间长的患者提醒其完全清醒后再行走，以防跌倒。

在医患沟通过程中的不恰当言语，会给患者带来不稳定感和心理负担，甚至导致治疗失败，同时也会给医院带来负面影响。如玻璃体切割联合硅油填充术的患者，术后应注意俯卧位的姿势，在保持俯卧位的时候，胸部不能长时间受压，以免静脉回流障碍使头部供血不足，引起视神经缺血，最终视力下降。因此，在患者入院后应针对病情，耐心向患者介绍有关的医疗知识、治疗方案，使患者提高对自己的病情的认知水平，一方面使他们充分了解自己有遵守医生的治疗方案的义务和责任，提高他们的尊医行为，另一方面使他们感受到医务人员的诚恳和善意，以赢得患者的理解和信任。

参考素材

纪丽萍，韩回梅，杨慧丽．应用人文关怀，加强眼科住院患者安全管理[C]// 中华护理学会．第十届中日护理学术交流会论文集．2006 年。

思政切入点

眼科患者在住院期间不仅期望医护人员能治好自己的眼病，而且希望住院期间安全、舒适，能使自己感到轻松、愉快，顺利达到恢复视力的目的。但由于视力障碍患者在住院期间可能会发生跌倒、暗室内碰伤等，给患者及其家庭带来痛苦和经济损失，使患者的安全感丧失，还会使医院的社会信誉下降。因此，眼科医务人员应应用人文关怀，找出影响眼科住院患者安全的不利因素，为眼科患者营造一个更安全、更能体现人文关怀的就诊环境。

7. 医者精神：折翼重生的白衣天使

结合教学内容 医患沟通。

案例教学目标

眼科医生陶勇的故事告诉我们，热爱可抵岁月漫长。每个人的人生或多或少都会经历一些挫折和磨难。你可能正站在谷底仰望太阳，也可能刚从山顶掉下不知何去何从。只要你不曾放下，无论是哪条路，都有可能抵达心中所想。

案例内容

2020 年，一起恶性伤医事件震动全国，让陶勇这个名字被人熟知。3 年后，陶勇在社交媒体上晒出一张照片，他身着手术服，正专注投入手术。“陶勇重新拿起手术刀”的消息，一时间冲上热搜。“小镇做题家”出身、顶级学府毕业、博士生导师、主任医师……陶勇是普通人逆袭的完美范本。然而，命运却给了他重重一击。在人生的至暗时刻，陶勇并没有消极沉沦，而是拿起另一把更锋利的“刀”。

陶勇与医学结缘要从孩童时代说起。1980 年，陶勇出生于江西省南城县的一个小镇。和其他地方不同的是，小镇上很多人都曾饱受沙眼折磨。10 岁那年，陶勇陪母亲去省城看病。当年幼的他看见医生用一根极细的针从母亲眼睛里挑出 20 多颗结石时，心里很不是滋味。从那时起，一颗学医的种子就在陶勇心里生根发芽。

1997 年，陶勇跨越 1500 公里，从小镇考入北京医科大学，10 年后顺利拿到博士学位。陶勇选择的是极冷门的研究方向——葡萄膜炎领域。“葡萄膜炎是一种复杂的致盲性眼病，不管是用药还是手术，都需要医生有更开阔的视野，而不仅限于眼科专业。”陶勇说。博士毕业后，陶勇选择留在北京大学人民医院眼科做主治医师，35 岁成为主任医师，37 岁担任博士生导师。他一共发表了上百篇核心期刊论文，做过 1.5 万台眼科手术，最多的时候一天能做 86 台，每台只需 5 分钟。

但一场意外像洪流般冲垮了陶勇本该顺遂的人生。2020 年，陶勇正在看诊时，一名凶手手持菜刀向他劈头砍去。他的头部中了 3 刀，更为严重的是手臂——神经、肌腱、血管断裂。救治两周后，陶勇才脱离了生命危险，但他的左手却因伤势过重，造成永久性损伤。这意味着陶勇可能再也无法拿起手术刀。更令陶勇心寒的是，行凶者不是别人，正是被他诊治过的患者崔某。当得知行凶者的姓名时，陶勇一度陷入震惊和悲伤。究竟该何去何从?

陶勇并没有一蹶不振。他在自传《目光》中写道："砍伤我的人，我相信法律会有公正的裁决，我没有必要因为他的扭曲而扭曲自己，我选择客观面对；碰伤我的石头，我没有必要对它拳打脚踢，而是要搬开它，继续前行。"

帮陶勇走出阴影、重启人生的，还有那些积极救治和关心鼓励他的人们。伤医事件发生后，来自四面八方的关心如潮水般向他涌来，给了他莫大的温暖和力量。"平凡的我也想通过自己这点微不足道的影响力把自身价值发挥到最大，让更多人看到人性的善良，让更多的病患得到救治，让更多对生活迷茫和抑郁的人感受到生命的意义，让更多从医或者打算从医的年轻人坚定自己的梦想。"陶勇说。

眼睛是人体最精密的"仪器"，眼科手术对精确度的要求堪称苛刻。陶勇还未出院时，他的亲人、同事、朋友就担心他无法接受左手损伤难以恢复如初的打击。对此，陶勇却十分乐观豁达：即使以后真的无法再上手术台，自己还可以做研究工作，做公益工作，依然可以帮助患者。出院仅一个月，陶勇便恢复了出诊。为什么这么快就回来工作？其中一个重要原因是，陶勇挂念着那些没来得及做手术的患者，"因为葡萄膜炎是个慢性病，（治疗时间）隔得太长，容易出现各种各样的并发症和后遗症。"陶勇说，对他而言，最好的康复办法就是让自己有事可做，继续为大家服务。

不能拿起手术刀的日子，陶勇并没有闲着，而是指导和培养年轻医生、开展眼科知识科普、为盲童捐款、免费为网友解答各种眼科疾病问题……陶勇不断思考并探索医学的边界与可能性。玻璃体视网膜疾病是临床上一类常见的眼部疾病，通常会影响视力，严重者致盲。近年来，细胞疗法作为一种安全而有效的治疗手段，在临床治疗中的作用越来越突出，眼科也不例外。

细胞疗法是指采用生物工程的方法获取具有特定功能的细胞，并通过体外扩增、特殊培养等处理后，使这些细胞具有增强免疫、杀死病原体和肿瘤细胞等功能，从而达到治疗某种疾病的目的。但细胞疗法的实施过程一直磕磕绊绊。例如体内细胞存活率低、病理环境下细胞表型不稳定、细胞产品保存条件苛刻等。

为破解这一系列难题，2020 年 5 月，陶勇等人开始了初步的探索与实验。通常，临床使用的细胞疗法需要进行很长时间的细胞分离或培养工作，无法作为现成的产品进行使用。因此，他们开始思考利用外泌体等更为稳定的细胞分泌成分作为药效组分，对眼部相关疾病进行治疗。陶勇解释，他们使用的外泌体是一种细胞分泌的小囊泡，有报道称细胞疗法的益处涉及这种小囊泡，它里面包含了细胞内的蛋白、RNA、脂质等，在细胞通信和相互作用中发挥功能。“我们的工作就是利用这种来源于细胞的小囊泡，将其装载进具有很多孔洞的微球内并封装起来，微球大小和细胞相近，且在体内环境中也能缓慢释放外泌体，所以我们称之为‘假细胞’。”陶勇在接受《中国科学报》采访时说。

虽是“假细胞”，却有真用处。科研人员利用这个装载外泌体的“假细胞”平台，测试其在患有玻璃体视网膜疾病的小鼠和非人灵长类动物模型中的治疗效果。注射玻璃体后，包封小鼠间充质干细胞衍生的外泌体的微胶囊在下部玻璃体腔中沉降，避免了活细胞注射后悬浮于玻璃体腔而影响视线的问题。它们降解释放外泌体的时间超过一个月，并使视网膜恢复到接近健康的厚度。研究人员认为，这种可以冻干储存的外泌体封装微胶囊，可以为玻璃体视网膜疾病提供替代治疗的选择。经过 3 年的打磨与不断实验，2023 年 10 月，论文正式见刊。这项成果为眼内细胞疗法带来了一种可替代的新思路。

如今，除了潜心科研，陶勇还将更多精力投入到科技成果转化上。“我意识到，通过分子诊断对疾病进行早期诊断和早期治疗是趋势和方向。于是，我用了 10 年时间进行眼内液精准检测技术的开发和推广，出版了这个领域的专著，牵头出台了专家共识，并且首次将眼内液检测的内容写进了两本眼科学教材。”陶勇说。

陶勇的导师黎晓新，是首批从国外引进玻璃体切割手术的先驱，陶勇深受导师影响。“她曾经和我说：‘我们这代人的使命是引进先进技术，你们这代人的使命是原创和输出。’所以使命感也是我投入科研和转化的动力之一。在这个过程中，看到自己实验室的研究成果‘落在祖国大地上’，我有强烈的价值感。”

2021 年初，陶勇回到了手术台。那是一台白内障手术，陶勇本意推托，是患者和家属的信任催促他迈出了这一步：“我爸说了，你做他就放心，你不做他就不做。”在手术团队的保驾护航下，陶勇拿起手术刀全程独立操作，10 分钟不到，手术就顺利完成。“不管如何，能够重新做手术就是一种最大的欣慰。”陶勇说，大家不用担心，他的右手功能基本正常，一些难度大的手术，他可以和同事一起完成。

谈及重新拿起手术刀，陶勇说："我重新拿起的其实是科技这把'手术刀'，做的是'乘法'，通过技术推广可以治疗大批患者，效率和效果会提高很多。传统的手术刀做的是'加法'，只能一个病人一个病人地治，且花费高。""宁可架上药生尘，不愿世间人得病"，天下无盲是陶勇至高至善的信仰。陶勇表示，未来将开发工程化外泌体和小核酸药物，实现眼底病的精准治疗，并且要研发眼表疾病的快速检测产品，继续推动眼病的精准诊断。

如今的陶勇，把自己的时间精力掰成了 3 份：60% 放在医疗工作上，30% 放在科技成果转化和科普上，10% 放在公益上。在医疗工作方面，他平均每周进行 2 ～ 3 台手术，其他时间多用来指导和培养团队的年轻医生。"我是一名医生，本职工作就是治病救人。和同事一起把疑难眼病患者治好，必然要占掉我大部分的精力。"陶勇说，"目前，我们朝阳医院眼科 33 名医生，整体手术量比过去提升了 3 倍，团队'作战'效率明显提升。"

与此同时，陶勇希望把过去的经验变得可传承、可发展，因此必须要做科技成果转化，不停研发新的科技手段来解决过去无法解决的问题。此外，他还希望通过投身公益给视障人群带去更多的温暖，让医学变成有温度的"人学"。陶勇说，以前他的"圆心"是医院，"半径"是诊室、药房和手术室，现在他的"圆心"还是医院，但"半径"增加了科技、科普和公益，他的"目标更加清晰了，天花板也更高了"。

出版《保护眼睛大作战》科普漫画、参加眼科健康科普直播讲座、以"虚拟数字人"形式录制科普短视频……近年来，陶勇步履不停，利用多个平台分享医学知识和健康常识。

"最好的医生应该是预防在前，把疾病扼杀在摇篮里，这是最佳的治疗方式，科普则是实现治未病最有效的手段。"陶勇表示，无论是服用保健药，还是做医学干预，都成本高昂且必须承担可能的副作用，但是聆听科普却简单有效，通过改变人的习惯，帮助其重回健康的轨道，从而远离疾病，"我热爱科普，也是希望到医院治疗的患者越来越少。"

多年的眼科医生工作让陶勇深切地意识到，中国视障人士群体数量庞大，然而医疗总有局限，专业医疗并不能给他们提供全部帮助。对于医学暂时无法帮助的患者来说，心中怀有希望，比眼中拥有光明更加重要。于是，在 2021 年初陶勇和一些视障公益领域的合作伙伴联合发起了"光 M（芒 / 盲）计划"，利用科普、人文和公益的手段帮助视障群体，从扫除"眼盲"到扫除"心盲"，使他们得到心理关爱、生活重建、职业培训和再就业指导，甚至全生命周期的关怀。

"现在我的工作量和精力是匹配的、基本饱和的，我很享受当下的状态。”陶勇说，有了“光 M 计划”，他过得很充实。在“天下无盲”这一从未动摇的医学理想面前，陶勇逐渐找到了自己的新坐标。而无论他具体做什么，始终围绕着一个目标：“我把光明捧在手中，照亮每一个人的脸庞。”

参考素材

张晴丹 . 陶勇：重新拿起科技这把“手术刀”[N]. 中国科学报，2023 年。

思政切入点

1. 医者精神

陶勇凭借自己的仁心仁术使无数患者重见光明，他心中想要的并不是名利与金钱，而是做一个充满爱的仁医，一个一生都将医学作为信仰的人。因此，即便是在身体和心理受到严重创伤后，他仍然能快速走出阴影、重启人生的医学理想。

2. 家国情怀

因挂念着那些没来得及做手术的患者，出院仅一个月，陶勇便恢复了出诊。并利用科普、人文和公益的手段帮助视障群体，使他们得到心理关爱、生活重建、职业培训和再就业指导，甚至全生命周期的关怀。

8.

叙事医学：倾听患者故事，打开治病心门

结合教学内容 医患沟通。

案例教学目标

有别于普通病历，叙事医学的平行病历关注的是文本和书写。在文本当中很关注一个细节叫作细读，医生通过平行病历文本的书写，会更加懂得患者的真实遭遇。也可通过文本的细读，去审视自己在临床当中的心路历程。叙事医学的三个重要的元素是关注、再现和归属。关注是关注情节，再现是用平行病历的方式去再现患病的情境，能够采取正确合理的行动，改善医患的归属关系。

案例内容

1. 一场惊心动魄的白内障手术

眼睛是人体最精密的生物光学仪器，视觉通路上任何环节受损，都可能导致不可逆的生命质量坍塌。世界卫生组织的健康权重评估中，失明恐惧指数仅次于恶性肿瘤与心脑血管意外。在眼科临床的无声战场上，每一场手术都是对医者技艺与患者信任的双重考验。

那日清晨，一位身着藏青色中山装的老人被家属搀扶着挪进诊室。他姓周，退休前是位书法家，如今却被原发性开角型青光眼折磨得双眼视野仅剩管状。更棘手的是，老人罹患帕金森病 12 年，双手如风中枯叶般震颤不休，连测量眼压时都无法稳定贴合额托。

“请帮我保住最后这点光感。”周老的声音带着文人特有的执拗。检查结果显示其右眼眼压已飙升至 38mmHg，视神经如被逐渐绞紧的琴弦。常规的小梁切除术本不算复杂，但患者剧烈的体位性震颤让显微镜下的精细操作如同在颠簸的甲板上穿针。

面对这个“不可能的任务”，眼科姚主任没有轻言放弃。他带领团队

连夜进行沙盘推演：帕金森震颤频率 4 ～ 6Hz，术中若采用传统头架固定，可能因肌肉强直加重微血管痉挛；若改为全身麻醉，又可能因药物作用导致眼压波动。最终他们独创“动态追踪术式”——利用智能传感系统捕捉震颤波形，通过相位补偿算法实现手术器械的同步微调。

手术台上，姚主任的额角渗出细密汗珠。最惊险的时刻出现在房角分离阶段。周老不可控的颈部震颤导致前房深度瞬息万变，稍有不慎就会撕裂虹膜根部。麻醉监护屏上的绿色波形与手术显微镜的红色瞄准线交错闪烁，姚主任突然关闭自动追踪系统：“切换手动模式！震颤周期 1.2 秒，给我两个平静间隙。”这位曾参与维和部队战地救护的老兵，竟将致命的震颤化作了手术节拍器。

当房水重新形成稳定的动力学平衡时，手术室的电子钟显示这场“战役”持续了 3 小时 47 分。术后第七天拆开纱布时，周老颤抖的手指抚过视力表上最大的“E”字，混浊的眼底泛起泪光。三个月后，他给医院寄了幅狂草作品，墨迹淋漓处写着：“刀锋舞惊雷，仁心定乾坤。”

2. 落在生命里的光

从医以来，时常问自己做一名医生的初衷和意义。经常会因为治愈患者的眼疾使其重见光明而欣喜，会因为帮助患者解决眼病的困扰而欣慰，也会因为病情严重无法挽救患者视力而黯然神伤。渐渐地发现，医学不能治愈一切疾病，技术之外，医生更多的是要用温情去关心、帮助和安慰患者，体会患者的内心感受，只有真正进入患者的世界，才能产生信任和爱。患者需要的不仅仅是舒适的诊疗环境、先进的诊疗设备、高超的诊疗技术，还需要心灵上的沟通。医生一句关心的话语，一个温暖的笑容都会成为患者伤痛中一缕温暖的阳光。

人们时常把眼科医生赞誉为“光明的使者”，当我接触过这样一位患者，让我对这个称呼有了更深刻的理解。这束点亮生命的光不止穿破黑暗带给患者希望，它折射的光芒也照亮了医者前行的路。记得那位患者因右眼视力下降 2 月余，伴眼前黑影飘动就诊于我院眼科门诊，经邢立臣主任详细检查后诊断为“玻璃体积血”收入院，准备手术治疗。刚入院时，我们明显感觉到了她的茫然无措和紧张不安。经过询问得知这位阿姨从事的是信息的收集与整理方面的工作，眼部疾病已经导致她现在不能正常工作，为此她感到担忧、焦虑和沮丧。她不安地问：“都已经很注意保护眼睛了，怎么还会病得这样重？我的眼睛经过治疗后还能正常工作和生活吗？”她喃喃自语道：“以前的工作不能做了，我还能干点什么呢？”听到阿姨的诸多疑问与担忧，我们意识到这位阿姨既需要眼部的治疗，更需要心理的安慰与疏导。邢立臣主任根据这位阿姨的病情制订了周详的治疗方案，耐心细致地向她讲解了疾病的起因和发展过程、手术治疗的目的和必要性、疾病的转归和预后，通过邢主任的讲解，阿姨对她的病情有了一定的了解和认识，不再像刚入院时那样恐惧和不安，并能积极配合术前的各项准备工作。患者患有糖尿病，手术需在血糖控制平稳的基础上进行，医护人员对阿姨进行了糖尿病饮食和运动的宣教，阿姨也特别配合，每天在病区走廊里走路、运动。每次查房时都主动报告自己每一餐都吃了什么，她的样子像极了一个努力表现期待得到老师认可与表扬的学生，医护们也会称赞她做得特别好并鼓励她继续坚持。做手术那天，阿姨特别紧张，护士把她带进手术室时她微微颤抖的双手不知道该放在哪里，手心冒着冷汗，她半张着嘴，微微探着身子看着手术室里忙着连接手术设备的医生和护士，仪器滴滴滴的声响吓得她猛然回头，寻找声音的来源，手术室护士看出了阿姨的紧张，做完准备工作后便将阿姨的双手握在手心里，轻轻地搓着她的手，安慰她，慢慢地扶着阿姨躺在了手术床上，手术单的铺盖让她觉得有些闷，护士找来支架将手术单架起来，站在床旁握着阿姨的手告诉她深呼吸、放轻松，整场手术护士都在忙着自己工作的同时陪阿姨聊天，帮助她缓解紧张的情绪，阿姨被送出手术室时轻轻拍了拍护士的肩膀说："孩子，感谢你陪我聊天，不然我都不知道要怎么坚持下来。"做完手术阿姨需要俯卧位，护士们贴心地为她准备了俯卧位用的特殊枕头，尽可能帮助她缓解和减轻术后的不适感，交接班时医生和护士们都会互相叮嘱多留意和照顾这位阿姨。经过治疗，阿姨病情稳定下来，她也渐渐放下了焦虑和担忧，时常还能与我们开一些玩笑、聊一些家常。术后阿姨需进行眼底视网膜激光光凝治疗，她并没有因为我是年轻医生而拒绝和排斥。反而鼓励和安慰我道："年轻医生需要成长，没有患者、不多操作怎么能成长起来，你就放心做吧，我能配合你。"听到她这样说我的心里也暖暖的。能遇到这样通情达理、善解人意的患者，我是幸运的。那一刻我感觉，我们就像是落在彼此生命里的光，医护人员用耐心细致周到的服务，缓解阿姨的病痛，点亮她晦暗的眸子与心灵，而阿姨朴实的话语、信任的态度也为我的行医之路增添了点点光亮，让我更有勇气和力量前行。

出院前，医护人员为她准备了一份用药说明书和注意事项说明书，并一遍又一遍地向她讲解需要注意的细节。阿姨特别感谢住院期间大家对她的关心和照顾，觉得医护人员就像她的朋友、家人一样。这位患者使我相信，付出终有回报，这种回报更多是体现在精神层面，医护人员用专精的技术和无私的奉献与爱心对待被病痛折磨的患者，收获的将不仅仅是患者痊愈后一句感谢的话语，更是成全了我们自己心目中对医德医风的最高礼敬。我深刻地认识到，一名眼科医生除了拥有较强的专业知识外，还应该谦虚而自信，温柔而有原则，善良而有锋芒。在工作中应学会转变角色，把患者当亲人，为患者所为，想患者所想，做患者所做，急患者所急。用真诚的心去善待痛苦中的患者，用情至真抚平患者心灵的创伤，争取做到入院时是患者，出院时是朋友。

从医的路艰难曲折，但总有一束光指引着我们在荆棘中付出艰辛，感悟生命里的遇见。正如我每天踏进医院，看见我们眼科病区大门上的那副对联，“一疾障目月无光慕名而来，双眸善睐医有情目明而去”，这何尝不是医患相遇最美的诠释！患者的信任、医者的执着，那是落在生命里的光，滋养着我们彼此的生命，更慰藉着我们的心灵。感谢我的职业！感谢我的患者！感谢落在生命里那一束引领我前行的光！

3. 光明天使——一个关于眼科的故事

一个平常的下午，下着蒙蒙细雨，虽然是临近下班了，但眼科门诊仍然人满为患，因为今天是金尚丽博士的门诊日，预约挂号的特别多，按照金主任的一贯作风，不看完最后一个患者是誓不甘休的，并且中途还不断为慕名而来的病患加号，她总笑道：“我熬到黑夜了，患者就能早点走进白天。”因此搭班的护士也不敢有一丝懈怠。突然一阵刺耳的电话铃响起，打破了候诊区的宁静，仿佛预示着马上有“大事情”发生。果不其然，护士接到来自急诊科的急会诊，会诊目的“处理眼球掉出来了”，听到接会诊的金主任放下手上工作，和周围患者做了简单解释工作并安排其他医生协助后续处理后，带着护士马不停蹄地往急诊科方向跑去，急促的下楼脚步声响彻了门诊通往急诊的楼梯。

当我们来到急诊科抢救室，门口已经站了两个骑警，据护送民警交代，该患者是饮酒后给人用铁锤砸到眼睛了，送到基层医院一看就直接说“专科技术有限建议立即转院”，于是由骑警一路鸣警报开道，助120车送入我院。来到患者跟前，简直被眼前的情况惊呆了，一中年男性浑身散发着浓浓的酒味，左眼珠子已经被眼球后面的组织挤出来了，连带肌层一并凸出，结膜已经开始水肿，眼睛闭不拢，比那怒目圆睁的“门神”还夸张，满脸都是由眼睛流出的血水。可能因为患者眼睑不能闭合加上眼部的极度不适，也可能患者饮酒表现得极度激动，连名字等基本信息都不能配合，场面一度陷入不可控的局面。只见金主任淡定从容地一边安抚患者情绪一边初步了解患者情况做着眼部情况的检查。

医务总值很快也来到现场，正忧虑着对醉酒患者眼球严重水肿来说无论保或摘无疑都是一个非常具有挑战性的手术，加之联系不上家属，一旦手术失败，很容易引起医疗纠纷，而转院耗时长，不利于患者的病情。正当大家疑惑两难抉择时，只见金主任经过细心查体后果断下令：“患者目前考虑眼球严重脱位，汇报医务科签字，立刻清场，患者已经影响视野来不及转院了，直接准备在急诊手术室行眼球手法复位，先保住眼球！”大家立刻各就各位，有条不紊地做着准备。

手术开始了，由于疼痛以及恐惧，患者的情绪异常激动，我们一边尽力安抚患者情绪一边细心配合着金主任手术，还真是捏了一把汗，随着手术渐入佳境，患者激动的情绪逐渐平稳，渐渐地能配合我们操作。历时40分钟，终于把脱臼的眼球手法复位了，虽然眼球是暂时保住了，但是视力已经造成了不可逆的损伤。后续的治疗也是极其重要，这时急诊科医生当机立断地说：“绿通住院，先救命。”这时时钟已经踏向晚上七点多了，只见金主任拿出放在一旁的手机，一看有八个未接电话和多条信息，都是家里两个孩子呼叫妈妈回家吃饭的催促，她默默地把手机放回口袋，详细和住院医生交代了后续观察治疗的注意事项，又忙着跑回眼科门诊继续完成门诊工作。

眼科的现实“浪漫”也许缺少《天国的阶梯》的电影桥段，但从不缺乏黑暗与光明较量背后的医者勇气与担当、仁心与仁术，因为主角始终都有深爱并坚守着“为眼而生、为光明而来”神圣事业的一群光明天使。

思政切入点

在医务工作中，必须掌握用简洁凝练却不乏详实的语言书写病历的能力，书写详实的病历是每日工作的重点之一。可这些病历虽记录着患者生老病死的过程，却最终都尘封进暗无天日的档案库中，鲜有人再忆起这些患者在医学中的贡献。患者不仅仅是治疗的对象，更是医学进步的推动者。病历和科学研究或许能够促成从理性层面发现并解决困扰肉体的疾病，却无法像剥开层层洋葱般由浅及深触及患者内心最柔软、最脆弱的地方，也不能顺藤摸瓜，将由患者社会属性缔结而成的联系拓印在生命的图谱上，他们的价值，也将因为被忽视而湮没在时间的洪流中。以精妙的工笔，为患者叙写属于他们的生命故事，不仅能够帮助他们在生命的最后时刻发挥价值，这种不同于普通病历的从心理和社会层面的记录，也是极为珍贵的资料，必将成为心理学、社会学甚至是哲学在医学层面研究的重要基础，这就是叙事医学诞生的意义。